ÉTUDE

SUR

L'ORGANISATION DE LA MÉDECINE

EN FRANCE ET A L'ÉTRANGER

PAR

LÉON LE FORT

PROFESSEUR DE MÉDECINE OPÉRATOIRE A LA FACULTÉ DE MÉDECINE
CHIRURGIEN DE L'HÔPITAL BEAUJON

..... Si la France est de tous les pays (à l'exception de l'Espagne et de ses colonies) celui où l'on accepte le plus facilement les révolutions, c'est aussi celui où l'on aime le moins les réformes.......

(LÉON LE FORT. — *La chirurgie militaire.*)

PARIS
LIBRAIRIE GERMER BAILLIÈRE
RUE DE L'ÉCOLE-DE-MÉDECINE, 17

1874

ÉTUDE

SUR

L'ORGANISATION DE LA MÉDECINE

EN FRANCE ET A L'ÉTRANGER

PARIS. — IMPRIMERIE DE E. MARTINET, RUE MIGNON, 2

ÉTUDE

SUR

L'ORGANISATION DE LA MÉDECINE

EN FRANCE ET A L'ÉTRANGER

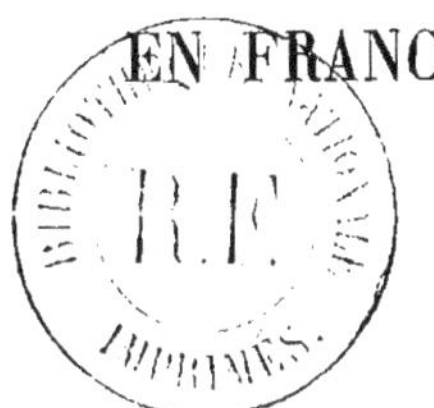

PAR

LÉON LE FORT

PROFESSEUR DE MÉDECINE OPÉRATOIRE A LA FACULTÉ DE MÉDECINE
CHIRURGIEN DE L'HÔPITAL BEAUJON

..... Si la France est de tous les pays (à l'exception de l'Espagne et de ses colonies) celui où l'on accepte le plus facilement les révolutions, c'est aussi celui où l'on aime le moins les réformes.......

(LÉON LE FORT. — *La chirurgie militaire.*)

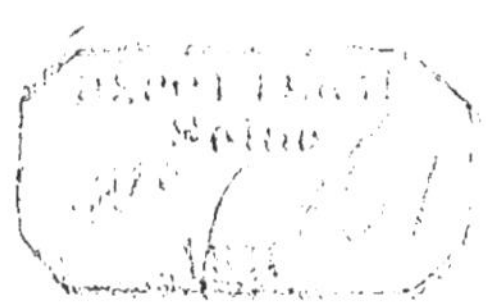

PARIS
LIBRAIRIE GERMER BAILLIÈRE
RUE DE L'ÉCOLE-DE-MÉDECINE, 17
1874

INTRODUCTION

La Faculté de médecine de Paris est assez souvent saisie de demandes faites par des médecins ou des étudiants étrangers désirant obtenir l'autorisation de subir les épreuves exigées pour l'obtention du titre de docteur en médecine. La plupart des postulants sollicitent en même temps la remise des inscriptions ou même de quelques examens, en équivalence des titres médicaux qu'ils ont déjà acquis dans d'autres pays. La grande diversité de ces titres, leur valeur très-différente, sont pour la Faculté une cause fréquente d'incertitude sur l'accueil qu'il convient de faire à ces demandes. Dans l'Assemblée du mois de mars 1874, mes collègues, se souvenant que j'avais étudié sur place l'organisation des études médicales dans presque tous les pays de l'Europe, à l'exception toutefois de l'Espagne et du Portugal, ont bien voulu me charger de rédiger un rapport sur la valeur des titres médicaux délivrés à l'étranger.

Afin de faire mieux apprécier la valeur de ces titres, je crus devoir donner un aperçu de l'organisation des études médicales dans les écoles étrangères. Puis, lorsque la première partie de ce travail eut été rédigée, je pensai qu'il pourrait être utile de mettre immédiatement à profit les enseignements résultant du rapprochement de toutes ces organisations pour étudier la nature et la portée des réformes qu'exige depuis si longtemps la fâcheuse situation de la médecine en France, et aussi pour apprécier l'utilité ou la nocuité de projets qui préoccupent, à juste titre, tout notre corps médical. La longueur de ce rapport que je remis à la Faculté le mois suivant, la multiplicité et la diversité des détails, en auraient rendu l'audition fastidieuse et inutile; la Faculté décida qu'il ne serait discuté qu'après avoir été imprimé. Malheureusement les règlements qui nous régissent ne nous laissent pas le droit de connaître l'état de notre budget et encore moins de discuter la répartition, entre les différentes chaires, des crédits affectés au fonctionnement de la Faculté.

Nous nous étions fait illusion sur l'étendue des ressources pécuniaires attribuées à notre école et leur inanité n'a pas permis à notre doyen de donner suite à la décision de ses collègues.

M. Wurtz crut devoir adresser ce rapport au ministère de l'instruction publique en demandant son impression à l'imprimerie nationale. Le ministre ne pouvait évidemment, en faisant imprimer ce rapport et en le publiant, paraître approuver des idées dont quelques-unes sont en contradiction avec les siennes. Le manuscrit me fut donc remis et il ne me restait plus qu'à l'enfouir dans mes cartons, ou à le détruire.

Sur le conseil d'un grand nombre de mes collègues, je publie moi-même ce travail auquel j'ai cru devoir faire quelques additions justifiées par les récentes discussions législatives. Si je lui conserve sa forme primitive de rapport, il n'en reste pas moins ce qu'il a toujours été, une œuvre exclusivement personnelle, dont l'auteur réclame l'entière responsabilité, et qui ne saurait engager en aucune façon celle de la Faculté, puisque ce rapport ne lui a pas été lu.

Léon Le Fort.

Paris, 28 juillet 1874.

TABLE DES MATIÈRES

FIN DE LA TABLE DES MATIÈRES.

ÉTUDE

SUR

L'ORGANISATION DE LA MÉDECINE

EN FRANCE ET A L'ÉTRANGER

RAPPORT

SUR LA VALEUR DES DIPLÔMES MÉDICAUX PRÉSENTÉS A LA FACULTÉ PAR DES MÉDECINS ÉTRANGERS, A L'EFFET D'OBTENIR L'AUTORISATION DE SE PRÉSENTER AUX EXAMENS DU DOCTORAT.

MESSIEURS,

Dans sa réunion du 12 mars dernier, la Faculté m'a fait l'honneur de me confier la mission de lui soumettre un rapport sur la valeur des titres qui lui sont présentés par des médecins ou par des élèves en médecine étrangers désirant obtenir l'autorisation de pratiquer la médecine en France, ou de passer devant la Faculté les examens exigés pour l'obtention du titre de docteur.

La santé, la vie de nos concitoyens sont intéressées à une juste solution de cette question, et sa gravité est d'autant plus grande, que tous nos gouvernements, en s'appuyant du reste sur la loi du 19 ventôse an XI et sur le décret du 22 août 1854, ont trop souvent accordé, sans les soumettre à un examen probatoire, l'autorisation de pratiquer la médecine en France à des médecins étrangers, venant chercher parmi nous des moyens d'existence et des succès que l'insuffisance de leur instruction médicale ne pouvait leur permettre d'espérer auprès de leurs compatriotes. Parfois même, et toujours sans violer cette loi de l'an XI dont l'abrogation serait si désirable, cette autorisation a été donnée à des personnes n'ayant pas, dans leur propre pays, droit à la pratique de la médecine.

Pour que nous puissions répondre en pleine connaissance de cause aux demandes qui nous sont soumises et qui s'appuient sur la présentation de diplômes médicaux étrangers, il importe que nous sachions exactement quelle est la valeur de ces diplômes; et, pour que nous puissions l'apprécier avec toute la rigueur désirable, je ne crois pouvoir mieux faire que de vous donner un aperçu rapide de l'organisation de la pratique et des études médicales dans les pays étrangers.

ALLEMAGNE

Si l'Allemagne ne forme plus aujourd'hui qu'un seul empire, l'organisation scientifique n'est pas encore complétement unifiée. Elle différait et diffère encore assez dans quelques-uns des États allemands pour qu'il soit nécessaire d'examiner séparément la valeur des titres scientifiques et l'organisation des études médicales en Bavière, en Saxe et en Prusse.

BAVIÈRE.

Une ordonnance royale datée de Lindau, le 22 juin 1858, rendue par Maximilien II, a modifié l'ancienne organisation réglée par l'ordonnance du 30 mai 1843.

Les études médicales se font dans les trois universités de Munich, Wurzbourg et Erlangen. Leur durée est de six années. Pour avoir le droit de pratiquer la médecine, il faut avoir passé les examens suivants énumérés par l'article 2 de l'ordonnance :

A. L'examen ès sciences naturelles, subi après au moins une année d'études à l'université.

B. L'examen de Faculté de médecine, subi dans le huitième semestre d'études médicales à la Faculté de médecine.

C. L'examen d'État écrit et oral, subi après au moins une année de perfectionnement dans la pratique.

Sont seulement admis à passer les concours donnant accès aux fonctions ayant trait à l'hygiène publique et à la médecine légale, ceux qui ont eu à l'examen d'État les notes « satisfait avec distinction » ou « très-bien » (§ 3).

EXAMEN ÈS SCIENCES NATURELLES.

Cet examen se passe au siége des trois universités bavaroises, devant un sénat composé d'un président et de quatre membres (§ 4).

Ce sénat d'examen est formé des professeurs de l'université, compétents sur les matières de l'examen. Les membres sont nommés par le ministère d'État sur la présentation du sénat académique. Le président est nommé par le roi et pour une durée de trois ans (§ 5).

Il y a deux sessions par an, trois semaines avant la fin de chaque semestre (§ 7).

Pour s'y présenter, il faut avoir subi dans un gymnase l'examen appelé *absolutorium*, et produire un certificat d'une année d'études dans une université (*Hochschule*), ou au moins de deux années d'études dans un lycée (§ 8).

Chaque série d'examen se compose de deux candidats et de deux examinateurs. Chaque candidat est interrogé pendant une demi-heure par chaque examinateur. L'examen comprend la physique, la chimie générale, organique et analytique, la botanique, la minéralogie et la zoologie (§ 9).

Les questions sont faites conformément à un programme. Le questionnaire est changé de temps en temps (§ 10). Chaque candidat tire dans une urne les numéros correspondant aux questions (§ 11).

Les notes d'examen sont : 1° « satisfait avec distinction »; 2° « satisfait » ; 3° « non satisfait » (§ 12). Le candidat ayant obtenu la note *non satisfait* sur l'ensemble de l'examen est ajourné à six mois (§ 14).

Le candidat refusé ne peut être admis qu'une seule fois à se représenter et seulement devant la même école (*Hochschule*) *devant laquelle il a passé sans succès pour la première fois son examen* (§ 15).

Tout candidat refusé perd ses droits à une remise des inscriptions ou à toute allocation pécuniaire de l'État (*stipendium*) (§ 16).

EXAMEN DEVANT LA FACULTÉ.

L'examen devant la Faculté embrasse toute la médecine, la chirurgie et l'obstétrique, à l'exception de la médecine légale et de la médecine mentale (§ 17).

Ces examens se passent dans chacune des trois universités, devant un sénat composé d'un président, d'un vice-président et de six membres (§ 18).

Le mode de nomination est le même que pour le jury d'examen ès sciences naturelles (§ 19). Pour être admis à cet examen, il faut présenter : 1° le diplôme d'examen ès sciences naturelles; 2° un certificat de huit semestres d'études médicales, dans lesquels ne sont pas compris les deux semestres d'études exigés pour l'examen ès sciences naturelles; 3° un certificat de présence aux cours pendant six années (§ 22). Les examens ont lieu deux fois par an à la fin de chaque semestre ; ils comprennent des épreuves *pratiques* et *orales* (§ 23).

Épreuves pratiques. — *Anatomie*. — Elles comprennent :

1° L'ouverture d'une des trois grandes cavités splanchniques; la description de la forme, des rapports, de la constitution des organes et des altérations pathologiques qu'ils peuvent présenter.

2° Une préparation de nerfs ou d'artères.

3° La démonstration d'un viscère ou d'un os. L'examen est public. Chaque série se compose de quatre candidats. Les questions sont désignées par le sort (§ 26).

Médecine. — L'examen consiste à observer cliniquement pendant huit jours deux malades au moins, désignés par le jury, et à rédiger l'observation (§ 27).

Chirurgie.—L'examen comprend, comme en médecine, une épreuve de huit jours sur deux malades ; la pratique de deux grandes opérations et d'une opération ophthalmologique sur le cadavre ; l'application d'au moins deux bandages ou appareils (§ 28).

Accouchements. — Le candidat doit pratiquer deux accouchements, rédiger l'observation d'un accouchement et de ses suites pendant huit jours ; examiner deux femmes enceintes ; faire sur le mannequin le diagnostic de deux présentations et pratiquer deux opérations (§ 29).

Dans tous ces examens pratiques, le public est exclu, à l'exception des autres candidats inscrits et des internes (assistants) du service.

Les notes sont : « satisfait avec distinction », — « satisfait », — « non satisfait » (§ 30).

Le candidat refusé est ajourné à six mois (§ 31). Il ne peut repasser son examen que devant la même Faculté (§ 33). LE CANDIDAT REFUSÉ TROIS FOIS NE PEUT PLUS SE REPRÉSENTER AUX EXAMENS DE MÉDECINE (§ 33).

Épreuves orales. — Elles comprennent : 1° l'anatomie générale et descriptive dans ses rapports avec la médecine et la chirurgie ; 2° la physiologie ; 3° la pharmacologie ; 4° la pathologie générale et l'anatomie pathologique ; 5° la thérapeutique et l'histoire de la médecine ; 6° la pathologie interne ; 7° la chirurgie ; 8° l'obstétrique (§ 34).

Chaque examinateur interroge pendant un quart d'heure au moins. L'examen pour chaque candidat dure de deux à trois heures (§ 36).

Le refus entraîne un ajournement à six mois ou à un an, et les mêmes conséquences que celles qui ont été spécifiées au paragraphe 33 (§ 38).

EXAMEN D'ÉTAT.

L'élève ayant satisfait aux examens précédents doit rester pendant une année au moins attaché comme *pratiquant* à une des cliniques de l'université. Il étudie pendant cette période la médecine légale, l'hygiène publique, les maladies mentales et l'art vétérinaire, les maladies des enfants, l'ophthalmologie et les maladies syphilitiques (§ 40).

L'examen d'État a lieu chaque année à Munich. La session s'ouvre le 1er octobre (§ 42).

La commission d'examen se compose de six membres présidés par un haut fonctionnaire médical, lequel n'examine pas. Le jury se compose, par moitié, de médecins praticiens ou chargés de fonctions officielles d'ordre médical et de professeurs ordinaires des trois universités. Le président est nommé chaque année par le roi; les membres sont désignés par le ministre de l'intérieur (§ 47).

L'*examen oral* est public. Deux candidats forment une série. L'examen dure trois heures et comprend la médecine, la chirurgie, l'obstétrique, la médecine légale, l'hygiène publique, la médecine mentale et l'art vétérinaire (§ 48).

Les notes sont : « *très-distingué* », — « très-bien », — « suffisant », — « insuffisant ».

La note *insuffisant* donnée par un juge sur une des matières de l'examen, et lorsque la majorité du jury partage cette opinion, a pour résultat l'ajournement à un an ; mais le candidat ne repasse son examen que sur la matière pour laquelle il a été jugé insuffisant. Si cette note porte sur l'ensemble de l'examen, il est également remis à un an et doit alors repasser tout l'examen. APRÈS DEUX REFUS, ON N'EST PLUS ADMIS A SUBIR UN NOUVEL EXAMEN (§ 50).

L'*examen écrit* termine la série. Il dure trois jours et comprend six séances de quatre heures (§ 51). Les notes et leurs conséquences sont les mêmes que pour l'examen oral (§§ 55, 57).

Après avoir satisfait à cet examen, l'élève n'a pas encore le droit de pratiquer la médecine. Il doit se rendre auprès de la Faculté devant laquelle il a passé son examen de Faculté, et, après y avoir soutenu une thèse, il obtient le grade de docteur (§ 59).

Le candidat qui, dans l'examen d'État, a obtenu la note *très-distingué*, doit, sur sa demande au gouvernement de la province, être placé comme médecin praticien dans une ville du premier ordre. Il doit l'emporter sur tous les autres postulants quand il s'agit d'une demande pour une allocation de voyage; pour le droit de pratique dans les petites villes ou dans la campagne, pour une place de *Privat-docent* dans une université (§ 60).

Pour comprendre la portée de ce dernier article, il faut se rappeler qu'en Bavière tous les médecins sont des fonctionnaires dans toute l'acception du mot. Ils ne peuvent s'établir que là où le gouvernement les envoie, suivant leurs notes aux examens et aussi suivant l'ancienneté de leur nomination; d'abord dans des villages, puis dans les petites villes. Munich et les villes importantes de la Bavière sont réservées aux candidats ayant eu les meilleures notes, aux praticiens les plus expérimentés et aussi... aux plus protégés par le ministère.

Il est inutile d'insister sur ce qu'a de regrettable et, pour dire le mot, d'absurde, un pareil système appliqué à des médecins et à un art comme la médecine. Les devoirs d'un médecin sont tout autres que ceux d'un fonctionnaire, car sa mission exige un dévouement qui s'exerce jour et *nuit*. Or, comme la perfection n'appartient pas plus aux médecins qu'aux autres hommes, il ne faut pas oublier qu'on ne fait bien que ce qu'on fait volontiers; qu'on peut imposer des devoirs avec l'espoir de les voir remplis, mais qu'on n'impose pas ce qui est plus que le devoir : le dévouement, le sacrifice et l'oubli de soi-même.

SAXE.

L'examen d'État n'existait pas en Saxe, et le *diplôme de docteur conférait le droit à l'exercice légal*. La durée des études était de cinq années. Après la deuxième année, l'élève passait un premier examen consistant en trois épreuves sur l'anatomie, la physiologie, les sciences physiques, chimiques et naturelles. L'examen du doctorat, soutenu après la cinquième année, comprenait dix épreuves. La première, dite d'admissibilité, consistait en la présentation de deux observations de malades désignés par le professeur de clinique médicale. Les autres épreuves étaient à la fois théoriques et pratiques. Ces dernières avaient lieu de la façon suivante : L'élève, sous la direction d'un des juges, était attaché pendant un temps variable à un service de clinique; il observait les malades qui lui étaient désignés, proposait chaque jour le traitement, indiquait les changements survenus dans l'état du patient et posait le diagnostic des malades entrants. La durée de ces épreuves était, pour chaque candidat, de quatre semaines pour la médecine, de trois semaines pour la chirurgie, d'une semaine pour la gynécologie, d'une semaine pour l'ophthalmologie. Il y avait, de plus, des épreuves consistant en une autopsie avec démonstration orale, une épreuve pratique de médecine légale, autopsie et rapport, etc. Le dernier examen, appelé *rigorosum*, consistait en une épreuve publique orale de quatre heures de durée, portant sur l'ensemble des sciences médicales, et enfin une thèse soutenue contre trois argumentateurs. On voit qu'il y avait loin de ces épreuves à la manière dont se passe notre cinquième examen. La loi du 11 novembre 1869 s'applique aujourd'hui, ainsi que nous allons le voir, à toute la Confédération de l'Allemagne du Nord.

PRUSSE ET CONFÉDÉRATION DE L'ALLEMAGNE DU NORD.

Le *collége médical* (*collegium medicum*), créé en 1724 pour s'occuper de tout ce qui concernait la médecine et la pharmacie, fut supprimé en 1808 et remplacé par une division des affaires médicales dépendant du ministère de l'intérieur. En 1817, tout ce qui se rapportait aux cultes, à l'instruction publique et à la médecine, rentra dans les attributions d'un nouveau département ministériel, le ministère de l'instruction publique et des cultes, dont le premier titulaire fut *von Al-*

tenstein. Toutefois certaines affaires, comme celles se référant à la police sanitaire, à l'assistance des malades pauvres, à la direction de quelques établissements hospitaliers, restèrent dans le ressort du ministère de l'intérieur; de là des conflits assez fréquents entre les deux administrations. Aussi, par ordonnance royale du 22 juin 1849, tout ce qui concerne la médecine fut attribué au ministère de l'instruction publique, à l'exception seulement de la médecine militaire, et ce ministère prit le nom de ministère des cultes, de l'instruction et de la médecine (*Ministerium der Geistlichen, Unterrichts und medicinal Angelegenheiten*). Enfin, une ordonnance du 27 avril 1872 en a détaché la médecine vétérinaire, qui rentre dans le ressort du ministère de l'agriculture.

La division médicale du ministère des cultes, de l'instruction et de la médecine, a pour chef suprême le ministre; le docteur Falk. Elle se compose d'un directeur, sous-secrétaire d'État : docteur Sydow, et de conseillers qui sont aujourd'hui (1874) les docteurs en médecine Grimm, Knerck, Housselle, Frerichs, de la Croix, Dahrenstaedt et Eulenberg.

Cette commission a dans ses attributions tout ce qui concerne la médecine et l'hygiène (*medicinal und sanitäts Polizei*), la surveillance du personnel médical (sur lequel elle a l'autorité disciplinaire que possèdent pour les avocats français nos conseils de l'ordre), la répartition des médecins dans les services publics, la haute direction sur les établissements hospitaliers officiels ou privés, sur les mesures d'hygiène, sur les sages-femmes et sur la statistique médicale.

Sous l'autorité directe de la division médicale sont placées :

1° La députation scientifique ;

2° La commission supérieure pour l'examen d'État ;

3° La commission technique des affaires pharmaceutiques.

La *députation scientifique* forme un comité consultatif dont la mission est de provoquer et de constater les progrès de la science médicale, d'éclairer le ministère sur le fonctionnement des affaires médicales. La députation se compose d'un président et de douze membres. Le président est le sous-secrétaire d'État docteur Sydow; les membres sont les docteurs Jüngken, Langenbeck, Housselle, Martin, Frerichs, Virchow, Hofmann, Bardeleben, Quincke, Shrzeczka et Eulenberg. La députation scientifique a dans ses attributions les examens pour le *Physikat*. Je dirai plus loin quel est le rôle du *Kreis-Physicus*, ou médecin de cercle (circonscription politique et administrative).

DES ÉTUDES MÉDICALES.

En vertu de l'ordonnance du 23 juin 1825, nul ne peut être immatriculé dans une université comme étudiant en médecine sans présenter un certificat de maturité (*Maturitäts-Zeugniss*) analogue à notre diplôme de bachelier ès lettres.

Les ordonnances du 26 novembre 1825 et du 7 janvier 1826 ont fixé à une période de quatre années la durée des études médicales. Nul ne peut se présenter aux examens du doctorat sans avoir subi avec succès, après le quatrième semestre ou avant le septième semestre d'études, un examen spécial, lequel, avant le 1er octobre 1861, se passait devant la Faculté de philosophie et s'appelait *tentamen philosophicum*. Cet examen, analogue à celui de notre baccalauréat ès sciences, se passe, depuis le 1er octobre 1861, devant une commission dont les membres sont nommés chaque année par le ministre de l'instruction et de la médecine ; il porte aujourd'hui le nom de *tentamen physicum*.

Cet examen porte sur la physique, la chimie, l'histoire naturelle, l'anatomie et la physiologie ; c'est une combinaison du baccalauréat ès sciences et des deux premiers examens de fin d'année des Facultés françaises.

Le programme des études médicales est ainsi réglé. Je prends comme exemple la Faculté de Berlin pour l'année 1873-74.

1re année.

Ier semestre (hiver).	*IIe semestre (été).*
Chimie inorganique.	Chimie organique.
Ostéologie et syndesmologie.	Physique.
Anatomie humaine.	Botanique. — Zoologie.
Dissections.	Anatomie comparée.

Leçons de mathématiques, de logique, de psychologie, minéralogie, géologie, anthropologie, géographie physique, météorologie, histoire naturelle médicale.

2e année.

IIIe semestre (hiver).	*IVe semestre (été).*
Physiologie (spéciale).	Physiologie générale.
Dissections.	Histoire du développement.
Anatomie microscopique.	Anatomie pathologique.

Anthropologie, exercices de chimie, de botanique, de physiologie et d'histologie.

3e année.

Ve semestre (hiver).	*VIe semestre (été).*
Pathologie générale.	Pathologie médicale et chirurgicale.
Thérapeutique et matière médicale.	Cliniques médicale et chirurgicale.
Pathologie médicale et chirurgicale.	Oculistique.
Gynécologie et accouchements.	Médecine opératoire.
Chimie physiologique et pathologique.	Exercices d'accouchement sur le mannequin.
Toxicologie.	Leçons sur la syphilis, les maladies de la peau, du système nerveux, maladies mentales.

4e année.

VIIe semestre (hiver).	VIIIe semestre (été).
Médecine opératoire.	Histoire de la médecine.
Cliniques médicale, chirurgicale, obstétricale.	Médecine historique et géographique.
Clinique des maladies mentales, des yeux, des enfants, de la peau, syphilitique.	Médecine légale.
	Lois et règlements sur les services publics de l'ordre médical.
	Cliniques (comme le VIIe semestre).

Cours pratiques et exercices d'ophthalmologie, de médecine opératoire, d'histologie pathologique, de laryngoscopie, d'électrothérapie, maladies des dents, des oreilles, balnéologie.

EXAMENS DE DOCTORAT.

Les examens du doctorat se passent après l'expiration de la quatrième année.

Ils comprennent deux examens, le *tentamen medicum* et l'*examen rigorosum.*

Le *testamen medicum* se compose de deux épreuves, une écrite, l'autre orale.

L'épreuve écrite se passe devant le doyen et à son domicile ; elle consiste en une composition sur un sujet de médecine théorique ou pratique, indiqué aux candidats, séance tenante, par le doyen. L'épreuve orale a lieu également devant le doyen. Si celui-ci est satisfait, il autorise l'élève à se présenter au *rigorosum,* et le candidat est tenu d'aller en personne faire une visite à ses juges futurs, qui sont les professeurs de l'université.

L'*examen rigorosum* consiste à présenter et à soutenir une thèse écrite en latin ou en allemand. Les droits d'examen sont de 468 fr. 75 c., plus 18 fr. 75 c. pour la bibliothèque de l'université.

EXAMEN D'ÉTAT.

Les examens universitaires n'ont pas paru donner de garanties suffisantes pour la pratique de la médecine : cela se comprend facilement; aussi le droit de pratiquer la médecine n'est-il donné qu'à ceux qui ont satisfait à un examen que fait subir, au nom de l'État, un jury nommé par le gouvernement. Cet examen est celui qu'on appelle *examen d'État (Staats-Prüfung).*

Depuis la loi du 21 juillet et l'ordonnance du 11 novembre 1869, applicables à la Confédération de l'Allemagne du Nord, le titre de docteur n'est plus nécessaire pour être admis à se présenter à l'examen d'État; mais ce titre est exigé de tous les médecins qui désirent remplir une fonction publique d'ordre médical.

Sur 421 candidats qui, en 1871-72, se sont présentés à l'examen d'État en Prusse, 91 n'avaient pas le titre de docteur.

La loi fédérale du 21 juin 1869 a réglé les conditions et la pratique de l'examen d'État pour la Confédération de l'Allemagne du Nord ; son importance m'engage à en donner une analyse un peu détaillée en suivant l'ordre des articles.

§ 2. L'examen pour la médecine peut être passé, soit devant la commission supérieure de Berlin, soit devant une des commissions d'examen fonctionnant au siége de chaque université de la Confédération du Nord.

§ 3. Les pièces exigées des candidats à l'examen doivent être remises au ministère pour les candidats se présentant devant la commission supérieure à Berlin, et au curateur de l'université, pour ceux qui se présentent devant les commissions académiques.

Ces pièces sont les suivantes :

1° Le diplôme de maturité d'un gymnase (collége), (équivalent au baccalauréat ès lettres français);

2° Le diplôme de sortie d'une université ;

3° Le diplôme d'examen universitaire en sciences naturelles d'une université de la Confédération (*tentamen physicum*) ;

4° Les pièces constatant que le candidat a fait du service dans une clinique médicale et dans une clinique chirurgicale au moins pendant deux semestres dans chacune d'elles, et qu'il a pratiqué personnellement au moins quatre accouchements dans une clinique obstétricale.

Les sessions d'examen durent de novembre au 15 juillet.

§ 5. L'examen d'État comprend cinq séries d'épreuves :

1° Anatomie physiologique et anatomie pathologique ;

2° Chirurgie et oculistique ;

3° Médecine ;

4° Gynécologie et obstétrique ;

5° Examen oral.

1. — Examen en anatomie, physiologie et anatomie pathologique.

§ 6. L'examen a lieu devant trois membres de la commission d'examen, lesquels doivent avoir fait de l'anatomie, de la physiologie et de l'anatomie pathologique, l'objet spécial de leurs études.

§ 7. Cet examen comprend trois parties et comporte quatre séances, deux pour l'anatomie, une pour la physiologie, la quatrième pour l'anatomie pathologique.

Quatre candidats sont interrogés dans la même séance.

§ 8. Pour l'anatomie, le candidat tire au sort une question d'ostéologie et de splanchnologie, et disserte sur la préparation qui lui est présentée.

Il doit, de plus, faire sur le cadavre et devant les examinateurs, une préparation de nerfs, et il en fait la démonstration dans une seconde séance devant l'un des examinateurs.

§ 9. Dans la partie de l'examen ayant rapport à la physiologie, le candidat doit répondre à une question d'histologie et à une question de physiologie.

Il doit, de plus, faire une préparation d'histologie et montrer qu'il connaît la pratique du microscope.

§ 12. Si dans l'examen le candidat obtient en anatomie la note : *bien*, et en physiologie la note *médiocre*, il doit recommencer la partie physiologique de l'examen après un intervalle de temps fixé par le président.

Si en anatomie *ou* en physiologie ou pour les deux, il a la note *mal*, il doit recommencer l'examen d'anatomie et de physiologie, et il peut être renvoyé à l'année suivante.

§ 13. Le président ne doit admettre à passer les autres épreuves que ceux qui ont eu dans cette partie de l'examen la note *bien*.

§ 14. *Pour l'épreuve d'anatomie pathologique*, le candidat fait devant le troisième examinateur une autopsie totale ou partielle, dicte le procès-verbal d'autopsie, et fait la démonstration des pièces pathologiques qu'il a préparées, en se servant, s'il y a lieu, du microscope.

S'il ne satisfait pas à cette partie de l'examen, il est soumis aux mesures édictées dans § 12, alinéa 1er.

II. — Examen de chirurgie et d'ophthalmologie.

§ 15. L'examen de chirurgie se passe devant trois membres de la commission s'étant occupés spécialement de chirurgie et d'oculistique et connus comme opérateurs.

Trois candidats au plus forment une série.

§ 16. Cet examen comprend une partie clinique et une partie technique.

§ 17. L'examen clinique a lieu dans le service de chirurgie d'un grand hôpital ou dans la clinique de l'université. Chaque candidat doit être chargé pendant huit jours du traitement de deux malades.

Le premier jour de l'examen, un des juges donne à chacun des trois candidats un malade ; le lendemain, le second malade est donné par un autre juge, et ces deux juges assistent alternativement, chacun de deux jours l'un, à la visite des candidats.

Le candidat doit en présence de l'examinateur examiner le malade, établir l'étiologie, le diagnostic, le pronostic, et proposer le traitement.

Après la séance, les candidats sont conduits dans une pièce séparée, et là, en l'absence de tout secours étranger, ils rédigent par écrit et en allemand l'observation, qu'ils déposent entre les mains de l'assistant (chef de clinique), lequel la remet le lendemain à l'examinateur de service.

§ 18. Dans les sept jours qui suivent, les candidats visitent le malade deux fois par jour et rédigent, dans la forme ordinaire, le journal de la maladie. Le journal et l'observation sont confiés à la garde de l'assistant.

§ 19. L'examinateur désigné doit assister au moins à trois des visites du matin. Dans la première visite, il prend connaissance de l'observation et signale au candidat les erreurs ou les omissions graves qu'elle peut présenter. Dans les autres visites, il soumet à l'examen des candidats d'autres malades que ceux dont ils doivent poursuivre l'observation, et s'assure de l'étendue de leurs connaissances sous le rapport du diagnostic ou de la pratique des opérations de petite chirurgie.

§ 20. L'examen chirurgical technique comprend deux épreuves :

1° Une épreuve de médecine opératoire, consistant à faire l'histoire d'une opération, à la décrire, à apprécier sa valeur, et à la pratiquer, lorsqu'il y a lieu, sur le cadavre.

2° Une épreuve portant sur la pathologie spéciale des fractures et des luxations, avec démonstration des manœuvres sur le mannequin et application d'un appareil.

Les juges sont invités à faire pratiquer aux candidats, sur le cadavre, en outre des opérations qui leur sont échues par le sort, une ligature d'artère et quelques opérations moins importantes.

§ 21. Chaque candidat doit en outre observer pendant trois jours un malade atteint d'une affection des yeux.

§ 22. Le candidat qui n'a pas satisfait à l'une ou à l'autre partie de cet examen est ajourné pour un temps dont la durée dépend du vote du jury.

III. — Examen de médecine.

§ 23. L'examen de médecine clinique se passe devant deux examinateurs et de la manière indiquée aux §§ 17, 18, 19.

§ 24. Les juges doivent s'assurer avec grand soin des connaissances des candidats en thérapeutique, matière médicale et pharmacologie; les interroger sur la composition et la préparation des pilules, potions, mixture; leur faire reconnaître plusieurs substances médicamenteuses; les interroger sur les doses maxima et minima des médicaments.

Les candidats qui dans cette partie de l'examen sont jugés insuffisants ne peuvent pas être regardés comme ayant satisfait à l'examen de médecine, même quand ils auraient montré des connaissances scientifiques suffisantes.

§ 25. Les dispositions de l'article 22 sont applicables à cet examen.

IV. — Examen de gynécologie et d'obstétrique.

§ 27. Cet examen se passe à l'hôpital, dans les cliniques d'accouchement ou dans les maternités. Le jury se compose de deux examinateurs.

§ 28. Une femme en travail est désignée pour chaque candidat; celui-ci l'examine en présence du juge, du premier assistant ou de la sage-femme en chef, diagnostique l'époque de la grossesse, la position de l'enfant, et si l'accouchement est normal, il le pratique lui-même.

§ 29. L'accouchement terminé, le candidat, pendant une semaine, continue à observer l'accouchée et son enfant, rédige l'observation dans les conditions indiquées §§ 17, 18.

§ 30. Pendant sept jours le juge soumet à l'examen du candidat un certain nombre de femmes enceintes ou en travail, et lui fait établir le diagnostic et le pronostic. Il s'assure également des connaissances du candidat en gynécologie.

§ 31. Pendant ou après cette épreuve clinique, les examinateurs font faire au candidat des manœuvres sur le mannequin, principalement la version et l'application du forceps.

§ 32. Même disposition qu'au § 22.

V. — Examen oral.

§ 33. L'examen oral a lieu en présence du président de la commission, de trois examinateurs au moins et du commissaire chargé de la police médicale et de l'hygiène publique.

§ 34. Quatre candidats au plus forment une série; nul ne peut se présenter à cet examen s'il n'a eu au moins la note *bien* aux épreuves pratiques.

§ 35. L'examen oral porte sur toutes les parties de la médecine que doit connaître un médecin praticien (médecine, chirurgie, thérapeutique, pharmacologie, police médicale, hygiène, accouchements).

§ 36. L'examen se termine par un vote.

Une note *mal* ou deux notes *médiocre* entraînent le refus.

Dispositions générales.

§ 39. Les notes sont : « extrêmement bien », — « très-bien », — « bien », — « médiocre », — « mal ».

La note finale « extrêmement bien » ne peut être donnée que si le candidat a eu au moins la note « très-bien » à toutes les épreuves.

§ 40. La note *mal* ajourne à six mois au moins; la note *médiocre* à trois mois au moins.

Celui qui, après deux ajournements, ne passe pas avec succès ses épreuves, ne peut plus se représenter à l'examen d'État.

§ 41. Les épreuves de l'examen doivent être subies sans interruption. L'intervalle entre deux épreuves ne doit pas excéder huit jours. L'élève qui ne se présente pas au jour indiqué est renvoyé à l'année suivante.

MÉDECINS DE CERCLE (*Kreis-Physicus*).

Au siècle dernier, dans les villes et dans les cercles de la Prusse, un médecin était chargé de certaines attributions officielles d'ordre médical; ce médecin était nommé soit par les magistrats de la cité, soit par le commandant du cercle, et il s'appelait, suivant les cas, *médecin de cercle*, ou *médecin communal* (*Kreis-Physiker* ou *Stadt-Physiker*).

Une ordonnance royale du 5 décembre 1764 établit que cette qualité ne pourrait être attribuée qu'à des médecins ayant donné certaines preuves de savoir en médecine, hygiène et médecine légale. L'ordonnance du 26 décembre 1808, l'édit du 30 juillet 1812, changèrent complétement la situation de ces médecins, qui devinrent des fonctionnaires nommés par le gouvernement, agissant au nom de l'État et comme fonctionnaires de l'État. Ce sont ces fonctionnaires d'ordre médical qui portent le nom de *Kreis-Physicus*.

Le rôle du *Kreis-Physicus* est de pourvoir à tout ce qui concerne la médecine publique.

La médecine publique (*Staats-Arzneikunde*) est ainsi définie officiellement. « C'est la science qui apprend à faire concourir au but recherché par l'État toutes les connaissances que donnent les sciences médicales et naturelles. On doit considérer comme tel :

1° *Le progrès de la médecine comme science générale.*

Le devoir qui incombe à l'État de veiller à l'existence d'un personnel médical expérimenté se lie intimement à la préoccupation de faire progresser la science médicale.

Le *Physicus* aura donc pour mission de stimuler dans la mesure du possible l'esprit scientifique des médecins de sa circonscription et à encourager entre eux les relations scientifiques.

Les comptes rendus médicaux (*Sanitäts Berichte*) qu'il doit établir, et dans lesquels il mentionne ses remarques sur la constitution médicale et les phénomènes morbides prédominants, les cas particuliers intéressants, et ses observations sur tout ce qui peut être du domaine de la médecine, lui servent à mettre en lumière les résultats obtenus par ses efforts.

2° *Tout ce qui est du domaine de la police médicale et sanitaire.*

Par conséquent, la surveillance générale de tout ce qui peut influencer favorablement ou défavorablement et intéresser la santé des citoyens : la salubrité des habitations, le bon état des approvisionnements, la prescription et la surveillance dans leur exécution des mesures ayant trait à la destruction des principes nuisibles, comme les exhalaisons, à l'usage des substances vénéneuses, aux prescriptions destinées à prévenir l'apparition ou à restreindre l'extension des maladies épidémiques. Au *Kreis-Physicus* appartient ce qui concerne la création et le fonctionnement des établissements hospitaliers officiels, la direction du service de la vaccine et de la petite vérole, le soin de veiller à la bonne organisation des secours médicaux pour les malades pauvres, la surveillance du personnel médical et de tout ce qui concerne la pharmacie, les bains et les sources médicinales.

3° *Tout ce qui est du domaine de la médecine légale.*

« L'exercice de ces fonctions exige une étude constante et approfondie des sciences naturelles, la connaissance de l'organisation des affaires médicales et de la jurisprudence qui s'y rapporte, et une grande habitude de tout ce qui est du domaine de la médecine légale. »

On n'a pas cru en Prusse que le titre donnant droit à la pratique légale de la profession médicale était une garantie suffisante pour des fonctions aussi importantes, et l'on n'a pas voulu que l'on pût confier au premier médecin venu le soin de décider des questions délicates d'hygiène publique, ou des questions bien plus redoutables encore de médecine légale.

Les règlements et ordonnances de 1764, 1808, 1812, et du 1er décembre 1825, établissant les conditions d'aptitudes au *Physikat*, ont été remplacés par les règlements suivants du 20 février 1863.

Je me borne à en rappeler les principales dispositions :

Pour être nommé aux fonctions de *Kreis-Physicus* il faut avoir subi devant la *députation scientifique* siégeant à Berlin (dont j'ai donné plus haut la composition) des examens spéciaux.

§ 1. Pour se présenter à l'examen du *Physicat*, il faut être reçu médecin praticien depuis *cinq ans au moins*. Les médecins ayant eu, lors de leur réception à l'examen d'État, la note *extrêmement bien*, peuvent se présenter après *deux années* d'exercice ; ceux qui ont eu la note *très-bien*, après trois ans.

§ 2. Les demandes d'autorisation pour se présenter à l'examen doivent être adressées à la régence royale du cercle, qui les transmet au ministre de l'instruction et de la médecine, après s'être assurée que le candidat a une bonne réputation comme médecin cultivant la science, la confiance de ses malades et l'*estime de ses collègues*, et qu'on peut lui confier sans hésitation des fonctions officielles.

Les médecins militaires doivent produire un certificat du médecin général auquel ils sont subordonnés.

§ 3. L'examen se passe devant la députation scientifique et se compose de trois épreuves : écrite, pratique et orale.

§ 4. L'épreuve écrite consiste en deux compositions, l'une sur la médecine légale, l'autre sur la police sanitaire. Cette dernière peut être remplacée par une question de statistique médicale, de médecine militaire ou d'hygiène.

Le sujet proposé est envoyé par la députation scientifique au ministre des affaires médicales, lequel, par l'intermédiaire des régences royales, le transmet aux candidats.

§ 5. Les compositions doivent être adressées au ministère six mois au plus après que le sujet a été indiqué ; elles doivent être accompagnées d'une déclaration du candidat attestant, sous serment, qu'il n'a eu recours à aucun secours étranger, en dehors des livres et documents ayant trait à la question. La composition, écrite en allemand, doit renfermer l'indication bibliographique exacte des sources où a puisé le candidat.

§ 6. Celui qui a laissé passer le délai sans remettre son épreuve ne peut se représenter que l'année suivante. S'il laisse cette fois encore passer le délai il est pour toujours exclu de l'examen.

§ 7. Celui qui obtient la note *passable* ou *mal* est ajourné pour un temps qui peut varier de trois mois à deux ans. Un deuxième ajournement exclut pour toujours de l'examen.

§ 8. Les épreuves pratique et orale ont lieu six mois au plus après l'épreuve écrite, à l'hôpital de la Charité de Berlin, en présence de la députation scientifique.

§ 9. L'épreuve pratique consiste en une épreuve clinique sur un cas de blessure ou de maladie mentale, avec considérations ayant trait à la médecine légale.

Une seconde épreuve sur le cadavre consistant en une autopsie avec procès-verbal.

§ 10. L'examen oral a lieu par séries de trois candidats devant un jury de trois juges, appartenant à la députation scientifique ; il peut porter sur toutes les matières qui sont du domaine de la médecine publique (*Staats Arzneikunde*) y compris le *police vétérinaire* (*Veterinär-Polizei*).

§ 11. Un procès-verbal mentionnant les questions faites, l'opinion et le verdict des juges, doit être remis au ministre.

§ 12. Le candidat insuffisant peut subir un ajournement de trois à six mois. Un second refus exclut pour toujours de l'examen du *Physikat*.

DENTISTES.

Nul ne peut pratiquer la profession de dentiste sans avoir subi un examen d'État spécial, dont les conditions sont ainsi réglées par l'ordonnance du 25 septembre 1869.

L'examen se passe devant une commission spéciale d'examen.

Pour se présenter à l'examen, le candidat doit fournir les pièces suivantes :

1° Un certificat de maturité d'un gymnase ou d'une école des arts et métiers (*Realschule*) de la confédération de l'Allemagne du Nord.

2° Un certificat de deux années d'études à l'université.

3° Un certificat d'exercice pratique de l'art spécial du dentiste.

L'examen comprend quatre parties :

1° Une épreuve clinique sur un cas d'affection des dents, des gencives, des mâchoires, et une composition écrite sur la nature, l'étiologie et le traitement de la maladie observée.

2° Une épreuve orale dans laquelle le candidat est interrogé sur dix questions, tirées au sort, ayant trait à l'anatomie, la physiologie, la pathologie, la thérapeutique générale, et à la pathologie et thérapeutique spéciales à l'art dentaire.

3° Une épreuve pratique sur le cadavre ou le squelette dans le but de constater les connaissances du candidat dans l'extraction des dents, ou l'application des dents artificielles.

4° Une dernière épreuve sur la physiologie, l'anatomie, la pathologie et l'hygiène dentaires, les maladies des dents et des gencives ; les indications des opérations qui se pratiquent sur les dents.

Le médecin praticien qui désire pratiquer l'art du dentiste doit subir les mêmes épreuves, puisqu'il doit faire preuve de connaissances spéciales qu'on n'exige pas du médecin ordinaire; il est seulement exempté de la deuxième épreuve qui porte sur des matières d'instruction médicale générale.

En résumé, le titre de docteur des Universités de Berlin, Breslau, Königsberg, Greifswald, Halle, Bonn, Göttingen, Heidelberg, Tübingen, Giessen, Marburg, Freiburg en Brisgau, Kiel, Iéna et Leipzig est *purement universitaire*. Dans toute la confédération du Nord, le titre de médecin (*Arzt*) donne seul droit à la pratique légale. Ce titre est conféré à ceux qui ont satisfait à l'examen d'État.

Mais, il ne faut pas oublier qu'il y a peu de temps encore, il existait de graves abus dans la délivrance du titre de docteur, surtout dans les universités de Giessen et d'Iéna. Les élèves appartenant à la nationalité allemande étaient soumis à toutes les formalités d'un examen qui mérite le nom de *rigorosum ;* mais les étrangers pouvaient *honoris causâ* et même *in absentiâ* obtenir, c'est-à-dire acheter, le diplôme de docteur. Or, à Iéna en particulier, ce diplôme tout à fait spécial n'entraînait pas pour celui qui le possédait le droit de pratiquer la médecine en Saxe et encore moins en Allemagne. Il était donné avec une déplorable facilité et était recherché par un certain nombre d'individus étrangers à l'Allemagne, lesquels, sans posséder des connaissances suffisantes ont pu obtenir sur la présentation de ce titre, et à la faveur de la loi du 19 ventose an XI, l'autorisation de pratiquer la médecine en France. Aujourd'hui l'abus n'existe plus, mais on peut encore, en s'appuyant sur d'anciens diplômes, demander au ministère l'autorisation de pratiquer la médecine. C'est un point sur lequel je crois nécessaire d'appeler l'attention.

ANGLETERRE

Avant 1858, l'État ne conférait directement aucun droit, aucun titre à l'exercice légal.

Des universités, des corporations, des colléges *officiellement reconnus*, donnaient, après des examens dont la nature et le nombre variaient beaucoup, des titres qui, suivant l'importance du corps qui les accordait, offraient au malade une garantie de savoir plus ou moins grande. Les titres de docteur ou de bachelier en médecine, conférés par les universités, ceux de membre, de licencié, de compagnon (*fellow*), donnés par les colléges de médecine et de chirurgie d'Angleterre, d'Écosse et d'Irlande, représentaient une valeur scientifique très-différente. C'était au malade à choisir son médecin suivant le titre que celui-ci possédait. L'exercice de la médecine sans diplôme médical ne constituait pas un délit, il n'y avait de punissable que l'usurpation des titres médicaux.

C'était là de la liberté, telle qu'elle existe encore en Amérique, telle que quelques esprits paraissent la désirer pour la France, mais cette liberté n'est en réalité que du désordre, et il est facile d'en comprendre les dangers. Chaque corporation avait le droit de poursuivre l'usurpation des titres qui lui appartenaient; mais chaque corporation, chaque corps savant ne pouvait faire la police des villes et hameaux du Royaume-Uni. D'ailleurs, comment le public aurait-il pu apprécier la valeur scientifique des cinquante ou soixante titres donnés par quinze ou vingt corporations, titres indiqués d'ordinaire par une série d'initiales. L'Angleterre revint donc à la théorie acceptée par tous les gouvernements européens. « L'État ayant charge de la santé publique, et chaque citoyen ne pouvant apprécier le degré de capacité de chaque personne s'attribuant les connaissances nécessaires à la pratique de la médecine, l'État présente au public, après les avoir revêtus de sa garantie officielle, tous ceux qu'il juge dignes de la confiance des citoyens. »

Le *Medical Act* de 1858 établit que les noms de toute personne offrant les garanties nécessaires pour la libre pratique de la médecine et de la chirurgie devront être inscrits sur un registre spécial appelé le registre médical (*medical register*), imprimé, publié et mis en vente chaque année.

La rédaction de cette liste fut confiée à un conseil appelé *General Council of medical Education and Registration* composé de dix-huit membres nommés à l'élection par les diverses corporations et corps enseignants et de six membres nommés par la reine sur l'avis de son conseil privé. Ce conseil médical, véritable conseil de l'ordre, a de plus le droit de citer devant lui et, après jugement contradictoire, de rayer des registres et par conséquent de priver du droit à l'exercice légal tout médecin ayant manqué aux lois générales de l'honneur ou à l'honneur professionnel. Les questions de théorie, de doctrine médicales ne peuvent être en aucun cas un motif de blâme ou d'exclusion.

La loi a déterminé quels seraient les titres donnant droit à l'inscription sur le registre et par conséquent à l'exercice légal. Les titres sont les suivants :

1° Fellow, member, or extra-licentiate of the Royal College of physicians of London.

2° Fellow, member, or extra-licentiate of the R. Coll. of phys. of Ireland.

3° Fellow or licentiate of the King's and Queen's College of physicians of Ireland.

4° Fellow, member, or licentiate in Midwifery of the Royal College of surgeons of England.

5° Fellow or licentiate of the Royal College of surgeons of Edinburgh.

6° Fellow or licentiate of the Faculty of physicians and surgeons of Glasgow.

7° Fellow or licentiate of the Royal College of surgeons in Ireland.

8° Licentiate of the Society of apothecaries (London).

9° Licentiate of the apothecaries Hall (Dublin).

10° Doctor, bachelor or licentiate of medecine, or master in surgery de toute université du Royaume-Uni, ou doctor of medecine, par doctorat octroyé avant 1858, par l'archevêque de Cantorbery.

11° Docteur en médecine d'une corporation ou d'une université étrangères ou coloniales, pratiquant comme médecin dans le Royaume-Uni avant le 1er octobre 1858, à la condition de produire des certificats prouvant, à la satisfaction du conseil, qu'il a pris ses degrés de docteur en médecine après des examens réguliers, et de montrer au conseil, d'une manière satisfaisante, que suivant l'article 46 du *Medical Act*, il existe des motifs suffisants pour l'admettre à l'enregistrement.

Telle est l'organisation de l'Angleterre médicale depuis le 1er janvier 1859.

J'ajoute que malgré, ou plutôt à cause des bons résultats relatifs obtenus, l'Angleterre a compris que la réforme était insuffisante, et que pour arriver à égaliser, à unifier la valeur réelle de tous ces titres à l'exercice légal, il fallait unifier la valeur des examens donnés par tous ces corps divers. Presque tous les médecins réclament *un véritable examen d'État* passé devant un jury représentant l'État et formé comme le conseil général d'éducation par des délégués des divers corps enseignants. Le *Conjoint Examination Board* réalisera bientôt, selon toute probabilité, cette réforme au moment même où en France quelques personnes voudraient augmenter encore le désordre, en attribuant à des facultés trop multipliées la délivrance du diplôme donnant, avec le titre de docteur, le droit à l'exercice légal.

En résumé, s'il y a dans le Royaume-Uni de très-nombreuses écoles de médecine annexées à des hôpitaux, il n'en est aucune (en exceptant les universités royales) dont le diplôme donne droit à l'exercice légal. Mais les élèves ayant fait leurs études dans ces hôpitaux-écoles vont passer des examens devant certaines corporations, et les diplômes accordés par neuf seulement de ces corporations donnent droit à l'inscription sur le *Medical Register*. Rien n'est plus facile que de savoir si un médecin est légalement en possession du droit de pratique en Angleterre, puisqu'il suffit de posséder et de consulter le *Medical Register* publié chaque année au nom du gouvernement par le *General Council of Medical Education and Registration.*

Cependant, tous les titres donnant droit à l'inscription sur le *Medical Register* n'ont pas la même valeur scientifique; un *fellow* du collége des chirurgiens présente plus de garantie de savoir qu'un *member* du même collége ; un *docteur* en médecine d'une université, plus qu'un bachelier en médecine de la même université. Donc, l'État doit veiller et il veille en Angleterre à ce que personne ne puisse prendre un titre qui ne lui appartient pas, puisque chaque titre témoigne, chez l'homme qui le porte, d'une valeur scientifique plus ou moins grande, et donne au public incompétent une garantie qui doit être réelle. Aussi ne tolérerait-on pas en Angleterre ce qu'on tolère en France, l'usurpation du titre de docteur par un officier de santé, lequel ajoute à son titre officiel de *médecine*, celui de *docteur*, alors qu'il n'est docteur que d'une faculté étrangère et bénéficie de cette confusion au détriment du malade qu'il trompe sur sa qualité et sa valeur comme médecin.

L'article 40 du *Medical Act* est ainsi conçu : « Toute personne qui, à » dessein et faussement, prétendra posséder les noms ou titres de mé- » decin, docteur en médecine, licencié en médecine ou en chirurgie, » bachelier en médecine, chirurgien, *general practitioner* ou apothi- » caire; ou qui prendra les noms, titres et désignations impliquant » son enregistrement suivant cet Acte, ou sa reconnaissance légale, » comme médecin, chirurgien, licencié en médecine et chirurgie ou » médecin praticien, ou apothicaire, sera, après condamnation sur » procédure sommaire, tenu à payer pour chacun de ces délits une » somme n'excédant pas vingt livres (500 francs). »

L'article 39 spécifie un emprisonnement de douze mois au plus pour toute tentative d'inscription illégitime sur le *Medical Register*.

J'ai dit plus haut que le fait de donner moyennant payement des conseils médicaux à un malade, alors qu'on ne possède pas, mais qu'on ne se donne pas comme possédant, un titre médical ne constitue pas en Angleterre un délit; on est donc amené à se demander ce que peut être l'exercice légal, dans un pays où il ne semble pas y avoir d'exercice illégal. C'est ce qu'expliquent les articles suivants du *Medical Act.*

Article 31. « Toute personne enregistrée suivant cet acte aura droit, » suivant son titre ou ses titres, à pratiquer la médecine ou la chirurgie, » ou la médecine et la chirurgie, suivant le cas, dans toutes parties » des possessions de Sa Majesté; de demander et d'obtenir devant » toutes les juridictions, en même temps que les frais de poursuite, le » payement d'honoraires raisonnables pour avis, visites et assistance » professionnelle, ainsi que le remboursement des médicaments et » autres appareils de médecine ou de chirurgie livrés ou fournis par » lui à ses malades. »

L'article 32 ajoute : « Aucune personne ne sera admise à exercer » les poursuites si elle ne prouve aux débats qu'elle est inscrite sur le » registre médical. »

Ce n'est pas tout encore. L'État, en reconnaissant un titre légal, ne devait permettre l'exercice de la médecine dans les établissements publics qu'aux médecins pourvus d'un diplôme légal.

Article 36. « Après le 1er janvier 1859, aucune personne ne » pourra tenir les emplois de médecin, chirurgien ou autres fonctions » médicales dans l'armée ou la marine, sur les navires d'émigrants ou » autres; dans aucun hôpital, infirmerie, dispensaire, maternité (non » complétement entretenus par des contributions volontaires), dans » aucun asile d'aliénés, prison, pénitencier, maison de correction ou » d'asile, *workhouses* et maisons de pauvres des paroisses, unions » paroissiales ou autres établissements, corporations ou institutions » publiques; dans aucune société pour l'assistance mutuelle des ma- » lades, des infirmes et des vieillards ou comme médecin de la salu- » brité, s'il n'est enregistré suivant les prescriptions de cet acte. »

Enfin, et c'est là la consécration logique du principe, les tribunaux punissent sévèrement l'exercice illégal lorsqu'un accident survenu au malade appelle officiellement leur attention; non pas, je le répète, parce que l'exercice illégal est par lui-même un délit, mais parce que le fait même de pratiquer la médecine sans avoir acquis un diplôme suffisant constitue une imprudence. La mort d'un client, qui ne serait légalement pour un médecin diplômé qu'un malheur, prend pour le médecin non diplômé le caractère d'un homicide par imprudence. C'est ainsi qu'il y a quelques jours encore, le 7 avril 1874, la Cour centrale criminelle condamnait à un an de prison avec travail forcé et comme coupable d'homicide, un étudiant en médecine ayant accepté de faire un accouchement, mais qui en présence de difficultés inattendues avait abandonné sa cliente, laquelle, bien qu'ayant été ensuite soignée par un médecin diplômé, succomba deux jours après à des accidents qui, dans l'opinion des juges, auraient eu moins de gravité si la malade eût été, dès le début, entre les mains d'un médecin suffisamment instruit.

Pour que vous puissiez apprécier la valeur générale des titres donnant droit à l'exercice légal en Angleterre, je crois devoir dire quelques mots de la manière dont se font les études médicales et des conditions exigées pour l'obtention des diplômes. Comme il n'y a pas de plan uniforme dans l'organisation des études, et que chaque école, chaque corps examinant a ses règlements spéciaux, il faudrait pour être absolument précis donner successivement ceux de toutes ces écoles, ce qui serait peu utile, fort long et surtout fort ennuyeux à lire. On peut cependant ramener à des lois générales cette organisation si diverse dans le détail, en séparant les universités des corporations.

Les universités sont au nombre de douze, dont quatre pour l'Angleterre : Oxford, Cambridge, Londres et Durham ; quatre pour l'Écosse : Édimbourg, Glasgow, Saint-Andrews et Aberdeen ; quatre pour l'Irlande : Dublin et Queen's University qui comprend les trois collèges de Belfast, Cork et Galway.

Avant d'être admis en qualité d'étudiant en médecine, il faut avoir pris un degré ès arts, c'est-à-dire passé un examen analogue à ceux de nos baccalauréats ou subi un examen spécial dit d'*immatriculation*. La durée des études médicales est en général de cinq années. Les grades conférés par les examens sont ceux de bachelier et de docteur en médecine, de bachelier et de maître en chirurgie.

A Cambridge par exemple, le baccalauréat en médecine ne peut être subi qu'après trois années d'études. Il se compose de trois épreuves. Le premier examen porte sur la mécanique, l'hydrostatique, la chimie, la physique et la botanique.

Le second sur l'anatomie humaine et comparée, la physiologie, la pharmacologie.

Le troisième sur la médecine théorique et clinique avec examen de malades et la médecine légale.

Pour être docteur en médecine il faut être depuis trois ans bachelier en médecine et avoir continué ses études. L'examen consiste en une épreuve écrite et des épreuves orales.

Pour être maître en chirurgie il faut également être depuis trois ans bachelier en médecine, avoir suivi depuis trois ans un service de chirurgie, avoir été interne ou panseur (*dresser*) dans ce service pendant au moins six mois, avoir pris part pendant une année aux dissections et pratiqué dix accouchements.

L'examen porte sur l'anatomie chirurgicale, la pathologie et la clinique chirurgicales et l'obstétrique.

L'élève peut faire toutes ses études à l'université, qui est, comme nos facultés, une école et un corps donnant des diplômes.

Il n'en est pas de même des corporations. Celles-ci ne donnent que des diplômes, après avoir fait subir aux candidats certains examens; mais elles ne se chargent pas de leur instruction et c'est dans les hôpitaux-écoles, qui en revanche ne donnent pas de diplômes mais donnent l'instruction, que les élèves n'appartenant pas aux universités vont faire leurs études médicales.

Ces hôpitaux-écoles sont très-nombreux dans le Royaume-Uni. En ne comptant que les plus importants, l'Angleterre seule en comprend vingt-deux, dont onze à Londres : Saint-Bartholomew's, Charing-Cross, Saint-Georges, Guy's, King's College, London, Saint-Mary's, Middlesex, Saint-Thomas, Westminster, et University College and Hospital; trois à Birmingham : Queen's College, Queen's Hospital et General Hospital; trois à Bristol; Medical School, General Hospital, Royal Infirmary; un à Leeds; deux à Liverpool : Royal Infirmary, Northern Hospital; un à Manchester, un à Sheffield.

Outre leurs universités, l'Écosse et l'Irlande ont également des hôpitaux-écoles qu'on trouve surtout nombreux à Dublin.

Pour être reçus dans ces hôpitaux les élèves doivent payer une certaine somme, dont le chiffre varie. La plus faible pour Londres (Westminter Hospital) est de 1750 francs pour toute la durée des études, la plus forte (St-Bartholomew's) est de 2750 francs. Ce qui distingue à un certain point de vue les hôpitaux anglais des nôtres, c'est que les élèves faisant les fonctions d'externes ou d'internes, au lieu de recevoir une rémunération (ce qui laisse croire à nos élèves qu'ils rendent un service à l'administration, alors qu'en réalité c'est un service qu'on leur rend puisqu'on leur donne les moyens de s'instruire), payent pour être admis à faire des pansements. La plupart des hôpitaux-écoles que j'ai énumérés ont un personnel enseignant nombreux et complet, les études anatomiques et de médecine opératoire se font aujourd'hui dans tous ces établissements.

Lorsque les élèves ont, dans ces divers hôpitaux, terminé leurs études, ils viennent passer devant les corporations désignées par le *Medical Act* des examens, à l'effet d'obtenir un diplôme, leur donnant droit à l'exercice légal. J'ai donné plus haut la liste de ces corporations.

Les formalités à subir pour obtenir le diplôme varient un peu pour chaque corporation. Il faut, avant tout examen, présenter un des nombreux diplômes ou certificat attestant des études littéraires classiques; diplômes et certificats d'études délivrés par des établissements dont la liste est donnée dans le règlement de la corporation. Dans le cas où le candidat ne possède pas un de ces diplômes il doit passer un examen préliminaire portant sur les lettres, les sciences et les mathématiques.

Aujourd'hui la création du Conseil général d'éducation et d'enregistrement a amené une sorte d'uniformité et de centralisation, car tout élève qui commence ses études médicales doit se faire inscrire comme tel auprès de ce comité. C'est à partir de cette inscription que commence la période des quatre années exigées par le Conseil, depuis le mois d'octobre 1871, de tout candidat à un diplôme pouvant donner droit à l'exercice légal.

L'inscription comme étudiant ne peut avoir lieu que sur la présentation d'un diplôme d'études littéraires, analogues à celles qui sont exigées pour notre baccalauréat. Le Conseil médical a publié la liste des diplômes et certificats reconnus valables. L'extrême longueur de cette liste m'empêche de la reproduire.

Toutefois, si un futur élève en médecine n'est pas pourvu d'un de ces diplômes, il peut le remplacer par un certificat attestant qu'il a été examiné avec succès par un des jurys d'examen reconnus par le Conseil, sur les sujets suivants : 1° l'anglais, 2° l'arithmétique, 3° l'algèbre jusqu'aux équations simples, 4° la géométrie (les deux premiers livres d'Euclide), 5° le latin (traduction et grammaire), 6° la mécanique, l'hydrostatique, la pneumatique, 7° le grec, le français, l'allemand (une de ces langues au choix du candidat).

Je crois utile d'indiquer la nature des examens passés devant ces corporations; et je prendrai pour exemple ce qui se passe au collége royal des chirurgiens de Londres.

Avant d'être admis à l'examen qui confère le diplôme, il faut produire des certificats prouvant quatre années d'études médicales depuis le moment où l'élève ayant subi des examens préliminaires a été enregistré comme étudiant en médecine. Le règlement spécifie la durée des études théoriques et pratiques d'anatomie, de physiologie, de médecine opératoire, de médecine et de chirurgie. Il n'y a sous ce rapport rien de particulier, sauf cette clause que le candidat doit avoir fait de la pharmacie pratique pendant au moins trois mois.

Les examens pour acquérir le titre de membre (*member*) sont au nombre de deux. Le premier porte sur l'anatomie et la physiologie avec démonstrations pratiques. Le second comprend l'anatomie chirurgicale, la médecine et la chirurgie théorique et pratique avec épreuve clinique.

Pour acquérir le titre de *fellow*, il faut avoir vingt-cinq ans au moins, avoir été pendant six années attaché à un service hospitalier, avoir suivi des cours de matière médicale, de thérapeutique, de médecine légale, d'accouchement. Il y a deux examens : l'un d'anatomie et de physiologie avec épreuve pratique; l'autre de médecine et de chirurgie, avec épreuve clinique et exercice de médecine opératoire.

En somme, les examens, pour le titre de membre, sont *au-dessous* de ce que sont les examens exigés pour le doctorat français; ils sont plus sérieux quand il s'agit du *fellowship*, ce titre n'étant guère recherché que par les chirurgiens se destinant non pas seulement à l'exercice de la profession, mais aussi à la carrière scientifique.

Au point de vue spécial des questions qui font l'objet de ce rapport, il importe de dire que le titre de docteur n'a pas une valeur scientifique supérieure à celui de *fellow* d'une corporation. Autrefois cependant il avait une valeur *sociale* beaucoup plus grande, car ce titre ne peut s'acquérir que dans une Université, et à l'époque, encore peu éloignée, où il n'existait en Angleterre que les Universités d'Oxford et de Cambridge, les frais considérables qu'entraînaient le séjour dans ces établissements, les rendaient accessibles seulement aux fils de familles riches. De là la considération extra-scientifique attachée au titre de docteur. Mais il ne faut pas oublier que les grands chirurgiens dont s'honore l'Angleterre ne possédaient pas et même ne possèdent pas aujourd'hui le titre de docteur, mais celui de *fellow* du Collége Royal des chirurgiens.

AUTRICHE

L'organisation médicale de l'empire d'Autriche a été modifiée par l'ordonnance ministérielle du 15 avril 1872; il me paraît utile, pour donner une idée exacte de cette organisation, de reproduire en les résumant les principaux articles de cette ordonnance.

Disons d'abord que l'examen d'État n'existe pas en Autriche au même titre qu'en Prusse, et que le titre de docteur y donne droit à l'exercice de la médecine. Cependant, comme nous le verrons, bien que les examens soient passés au siége des universités, les juges n'appartiennent pas tous au corps enseignant.

Il existait antérieurement en Autriche des écoles de chirurgie donnant des diplômes de chirurgien (*Wundartz*), sorte d'officiers de santé ne pouvant exercer que la chirurgie. Cette organisation n'existe plus et ses effets cesseront en 1876.

Le titre de docteur obtenu devant une des universités de l'empire donnait le droit de pratique pour toute l'Autriche, sauf pour Vienne. Les docteurs d'universités autres que celles de Vienne et de Prague devaient, pour exercer la médecine dans la capitale, subir de nouveaux examens devant l'université de Vienne. Cette organisation est également supprimée.

Les dispositions de l'ordonnance du 15 avril 1872 sont les suivantes :

Le droit d'exercer la médecine et la possession du titre de docteur sont obtenus après trois examens sérieux (*drei strengen Prüfungen*) appelés *rigorosum*.

Le premier examen a lieu après la deuxième année d'études. L'élève, pour y être admis, doit présenter le diplôme de maturité (analogue au baccalauréat ès lettres), un certificat attestant qu'il a satisfait aux trois examens préparatoires sur les sciences naturelles (botanique, zoologie et minéralogie), un certificat attestant son assiduité pendant quatre semestres aux cours de la Faculté et pendant deux semestres à l'amphithéâtre de dissection.

Les deuxième et troisième examens se passent à la fin de la cinquième année. Le candidat doit fournir le diplôme du premier *rigorosum* en médecine, un certificat attestant qu'il a suivi les services de clinique médicale et chirurgicale pendant quatre semaines et les cliniques d'ophthalmologie et d'accouchement pendant au moins un semestre.

Le premier *rigorosum* passé à la fin de la seconde année d'études médicales porte sur la physique, la chimie, l'anatomie et la physiologie. Il comprend deux épreuves pratiques, l'une sur la physiologie, l'autre sur l'anatomie.

Le deuxième *rigorosum* passé à la fin de la cinquième année comprend la pathologie générale, la thérapeutique, la pharmacologie et la médecine proprement dite. Il comporte deux épreuves pratiques : une de clinique interne au lit du malade, plus une préparation et une démonstration d'anatomie pathologique sur le cadavre.

Le troisième *rigorosum* comprend la *chirurgie*, l'*ophthalmologie*, la *gynécologie*, la *médecine légale*. Les épreuves pratiques consistent en trois épreuves cliniques de chirurgie, d'oculistique, d'accouchement; une épreuve de médecine opératoire sur le cadavre, et une épreuve de gynécologie sur le cadavre ou le mannequin.

L'élève ne peut subir les épreuves théoriques et orales de chaque examen qu'après avoir eu aux épreuves pratiques la note « *satisfait* ».

La note « *non satisfait* » entraîne pour la première fois un ajournement à deux mois, pour la seconde fois un ajournement à quatre mois. L'élève refusé deux fois ne peut se représenter une troisième fois sans une autorisation du ministre, qui n'est donnée qu'après un rapport spécial de l'assemblée des professeurs.

L'élève admis à l'examen en vertu de cette autorisation et refusé ne peut plus dès lors parvenir au doctorat et la carrière médicale lui est définitivement fermée (article 20 de l'ordonnance).

Le candidat au doctorat doit passer tous ses examens dans la même faculté.

En cas de motifs graves il peut obtenir une dispense du ministre de l'Instruction publique, d'après un rapport fait par l'assemblée des professeurs.

Le jury pour le *rigorosum* se compose :

1° D'un président; lequel est le doyen de la faculté ou son délégué. Le président a le droit mais non l'obligation d'interroger les candidats;

2° D'examinateurs ordinaires (professeurs à la faculté);

3° D'examinateurs extraordinaires désignés par le ministre, dans le cas où le nombre des candidats est considérable;

4° Du commissaire de la régence (fonctionnaire d'ordre médical).

5° D'un examinateur adjoint pour le deuxième ou le troisième examen. Le commissaire et les examinateurs adjoints peuvent appartenir au corps enseignant.

Le diplôme de docteur des universités de Vienne, Prague, Graz, Inspruch et Cracovie donne droit à la pratique de la médecine dans l'empire d'Autriche. Les diplômes étrangers n'ont aucune valeur. Le médecin étranger, pour pouvoir pratiquer en Autriche, doit subir les trois examens dits *rigorosum*.

BELGIQUE

L'organisation médicale de la Belgique est fort importante à connaître ; non parce qu'elle est excellente, mais parce qu'elle se prête à des abus dont les malades français sont indirectement les victimes, et parce que cette organisation est surtout vantée par ceux qui voudraient introduire en France les errements suivis en Belgique.

La Belgique possède deux universités dirigées et entretenues par l'État ; celles de Gand et de Liége. Il existe en outre deux universités dites libres : celle de Bruxelles créée et soutenue par le parti libéral, celle de Louvain qui s'intitule Université catholique, et qui est vigoureusement soutenue par le parti clérical. Toutes ces facultés peuvent conférer elles-mêmes les grades de candidat et de docteur en médecine ; *mais ces titres purement honorifiques ne donnent pas droit à l'exercice légal de la médecine.*

Le diplôme *légal* est, il est vrai, celui de docteur, mais ce titre *légal* n'est donné que par une sorte de jury d'État composé par parties égales de professeurs d'État et d'une université libre.

Tout ce qui concerne la collation des grades académiques est régi par la loi du 1er mai 1857 et par le règlement organique du 10 juin de la même année.

Je crois utile d'en rapporter les principales dispositions.

« Art 1er. Il y a pour la philosophie et les lettres, les sciences, le » droit et la médecine, deux grades : celui de candidat et celui de » docteur.

» Art. 2. Nul n'est admis à l'examen de candidat en médecine, s'il » n'a reçu le titre de candidat en sciences naturelles..... en outre, nul » n'est admis au grade de docteur en médecine, s'il ne prouve qu'il a » fréquenté avec assiduité et succès, pendant deux ans au moins, la » clinique interne, externe et des accouchements.

» Art. 5. Toute personne peut se présenter aux examens et obtenir » des grades, sans distinction du lieu où elle a étudié et de la manière » dont elle a fait ses études.

» Art. 10. Les matières d'examen pour la candidature en sciences » naturelles sont :

» Les éléments de chimie organique et inorganique.

» La physique expérimentale, les éléments de botanique et la physiologie des plantes.

» *Les matières à certificat* sont : la zoologie et la minéralogie ; la » psycohlogie. »

Ce mot *matières à certificat* demande une explication. Elle est donnée par l'article 29 de la loi. Ces certificats délivrés par le maître qui a donné les leçons, ou, suivant le cas, par le chef de l'établissement d'instruction, tiennent lieu d'examen. Cependant, l'article 30 laisse au jury, dans le cas où il ne les croirait ni réguliers, ni sincères, le droit de soumettre le candidat à un examen sommaire sur ces matières. Le candidat a également le droit, pourvu qu'il en prévienne le gouvernement au jour de son inscription, de préférer l'examen à la présentation du certificat.

Le certificat ne doit être délivré qu'en raison d'un certain nombre d'heures de présence au cours ; cette durée est déterminée par l'article 31 de la loi. « Les cours de physiologie comparée et de médecine légale comprennent au moins trente heures de leçon ; tous les autres cours comprennent au moins soixante heures de leçon, ou trois heures par semaine, pendant la moitié de l'année scolaire. »

Nous savons tous par expérience ce que peuvent valoir ces certificats.

Art. 13. Les matières d'examen en médecine, en chirurgie et en accouchements sont :

1° *Pour le grade de candidat.*

L'anatomie et la physiologie humaines ; les démonstrations anatomiques, la pharmacologie. *Matière à certificat :* les éléments d'anatomie comparée.

2° *Pour le premier examen du doctorat.*

La thérapeutique générale, la pathologie interne.

Matières à certificat : La pathologie générale, l'anatomie pathologique.

3° *Pour le deuxième examen du doctorat.*

La pathologie chirurgicale ; la théorie des accouchements.

Matières à certificat : l'hygiène et la médecine légale.

4° *Pour le troisième examen du doctorat.*

La clinique interne et externe, la pratique des accouchements et des opérations chirurgicales.

Ainsi, ces examens du doctorat, au nombre de quatre, ne comprennent ni la pathologie générale, ni l'anatomie pathologique, et l'on néglige de même la médecine légale et l'hygiène en se contentant de certificats de présence aux cours. Ajoutons cependant que dans la nouvelle loi que prépare le ministre de l'intérieur le système des certificats serait abandonné.

La constitution des jurys mérite d'attirer l'attention. Pour chaque section il est institué :

« 1° Des jurys universitaires siégeant dans les villes d'université et » composés en nombre égal de professeurs d'une université de l'État et » de professeurs d'une université libre. » Le président nommé par le ministre est pris en dehors des corps enseignants. Le règlement du 10 juin 1857 instituait de plus « un jury central pour chaque grade, siégeant à Bruxelles, et composé en nombre égal de professeurs des quatre universités, et de membres pris en dehors de ces établissements ». Il m'a été affirmé que, depuis plusieurs années, ce jury central avait cessé de fonctionner pour la médecine.

Enfin, l'article 34 spécifie que « dans l'examen oral, les élèves des » universités sont, autant que possible, interrogés principalement par » leurs professeurs. »

Art. 36. Nul ne peut pratiquer en qualité de médecin, de chirurgien, d'accoucheur ou d'oculiste, s'il n'a été reçu docteur, conformément aux prescriptions de la présente loi.

« Néanmoins, le gouvernement peut accorder des dispenses spéciales » pour certaines branches de l'art de guérir, après avoir pris l'avis du » jury d'examen. »

Art. 37. Le gouvernement peut accorder des dispenses aux étrangers munis d'un diplôme de licencié, de docteur ou de pharmacien, sur un avis conforme du jury d'examen.

Telle est la loi qui régit en Belgique l'exercice de la médecine. La création des jurys combinés a-t-elle donné de bons ou de fâcheux résultats ; quelle est la valeur du diplôme *légal* de docteur ? Ce sont là des questions sur lesquelles je dirai, à la fin de ce rapport, l'opinion que m'a inspirée ce que j'ai vu et observé en Belgique ; mais il importe au plus haut point d'attirer l'attention sur trois autres variétés de diplômes de *docteurs*, non plus de doctorat *légal*, mais de doctorat *scientifique* ou *honorifique* conférés par chacune des quatre universités belges, et ne donnant pas droit, comme le diplôme *légal*, à l'exercice de la médecine.

1° Les facultés belges délivrent sans frais, ni examens (*honoris causâ*), aux nationaux et aux étrangers qui ont illustré la science, le diplôme de docteur. Mais la faculté ne peut l'accorder qu'après un vote unanime et le renvoi de la proposition au conseil académique, qui donne ou refuse son approbation.

2° Les facultés de l'État (Gand et Liége) et même les universités libres délivrent un *diplôme scientifique de docteur à ceux qui ont déjà le diplôme du doctorat légal* et après certains examens. Il y a plusieurs diplômes : 1° docteur en anatomie, en physiologie, en médecine, en chirurgie, en accouchements; 2° docteur ès sciences médicales. Ce titre sert à ceux qui veulent entrer dans l'enseignement, il correspond à peu près à celui d'agrégé, avec cette différence capitale qu'il s'obtient par des examens et non par des concours, et que le nombre des titulaires n'est pas limité.

Ces deux premières variétés du diplôme de docteur n'ont guère à nous arrêter; elles ne constituent pas pour nous une cause d'erreur et de danger. Il n'en est pas de même de la troisième variété.

Les quatre facultés belges, surtout celles de Louvain et de Bruxelles, délivrent un diplôme *scientifique ne donnant pas droit à l'exercice de la médecine*, mais qui remplace, pour les officiers de santé français, le diplôme *in absentiâ* que délivraient jadis les universités d'Iéna et de Giessen.

Pour se présenter à l'examen du *doctorat scientifique*, il faut avoir le titre *belge* de candidat en médecine, ou un titre équivalent étranger, en particulier celui d'*officier de santé en France*, et subir un examen sur la pathologie interne et externe, la thérapeutique générale, l'art de formuler et la théorie des accouchements. Or, et j'insiste sur ce point, beaucoup d'officiers de santé français vont en Belgique prendre ce titre de docteur, et, grâce à ce subterfuge que tolèrent malheureusement nos magistrats, ils usurpent la confiance de nos concitoyens en s'intitulant le docteur X..., médecin; ou même, s'ils sont reçus officiers de santé à Paris, le docteur X...., médecin de la Faculté de Paris. Il y a là un abus qu'il est urgent de faire disparaître, et une confusion dans la valeur des divers doctorats belges qu'il est utile de faire cesser pour ce qui nous concerne.

BRÉSIL

L'organisation médicale du Brésil se rapproche beaucoup de la nôtre, mais elle lui est supérieure sur beaucoup de points, en particulier sur la durée des études et la limitation du nombre des refus aux examens.

Il existe au Brésil deux facultés de médecine : Rio-de-Janeiro et Bahia.

Les professeurs sont nommés au concours, mais les agrégés (*oppositores*) peuvent seuls être admis à concourir.

Les places d'agrégé sont également données par le concours. Les agrégés sont dans chaque faculté divisés en trois sections : ceux de médecine, de chirurgie et de sciences accessoires. Il sont au nombre de cinq pour chaque section, mais ils restent toute leur vie en exercice et ne sont remplacés qu'après leur décès, leur retraite par l'âge, ou leur nomination, par concours, au professorat. Leurs fonctions consistent à remplacer les professeurs en cas d'empêchement par maladie ou par autre cause.

Pour être admis à étudier la médecine, il faut être bachelier ès lettres et bachelier ès sciences. Toutefois on peut également étudier la médecine sans être en possession de ces diplômes, mais il faut alors passer devant la faculté un examen préliminaire qui se rapproche du baccalauréat ès lettres. Cet examen comprend : le latin (pas le grec), le portugais, le français, l'anglais, la géographie, l'histoire, les mathématiques et la philosophie.

Les élèves en médecine pourvus de diplôme de bachelier ès sciences sont dispensés de la partie des examens de fin de première et de seconde année, portant sur la physique, la chimie et l'histoire naturelle.

La durée des études est de six années. Elles sont ainsi réparties :

Première année. — Physique, chimie minérale, anatomie descriptive.

Deuxième année. — Anatomie descriptive, chimie organique, botanique, zoologie, physiologie.

Troisième année. — Physiologie, pathologie générale, anatomie générale et anatomie pathologique, histologie.

Quatrième année. — Pathologie interne et externe, accouchements.

Cinquième année. — Médecine opératoire, matière médicale et thérapeutique, pathologie interne et externe.

Sixième année. — Pharmacie théorique et pratique, hygiène et médecine légale.

Pendant la durée de la troisième et de la quatrième année, les élèves doivent suivre les cliniques de chirurgie; pendant la cinquième et la sixième, ils sont attachés aux cliniques de médecine.

Les examens se passent à la fin de chaque année scolaire et portent sur les matières du programme des études correspondantes; ces examens de fin d'année sont donc des examens de doctorat. Après que l'élève a passé son sixième examen, il subit encore trois examens pratiques sur la clinique médicale, chirurgicale et obstétricale. Il donne pour chacune de ces trois sections trois observations de malades suivis par lui, sur la désignation du professeur; il doit de plus examiner devant les juges, et pour les trois examens cliniques, un quatrième malade.

L'élève passe enfin une thèse. Tous les candidats reçus à la thèse dans une même session sont réunis dans une cérémonie imposante, présidée souvent par l'empereur, et reçoivent solennellement le diplôme de docteur.

Les médecins étrangers désirant exercer au Brésil, ne peuvent le faire sans avoir subi devant une des deux facultés l'examen de la thèse.

L'élève refusé a un des examens est ajourné a un an. Deux refus a n'importe lequel des examens entraîne l'interdiction de poursuivre les études médicales.

DANEMARK

Il existe en Danemark deux classes de médecins, le *kandidat* et le docteur; le pays ne possède qu'une seule université, celle de Copenhague. Les études sont organisées de la manière suivante :

Tous les élèves se destinant à l'étude du droit, de la théologie ou de la médecine passent, dans l'école où ils ont fait leurs humanités, un examen appelé *examen artium*, qui comprend le latin, le grec, le français, l'allemand, l'anglais, les mathématiques, l'histoire, la géographie, la botanique, la zoologie et l'histoire naturelle.

Après que l'élève a subi avec succès cet examen, il appartient à l'université en qualité d'étudiant.

Après un an passé à l'université, *tous* les étudiants passent un nouvel examen appelé *examen philosophicum*, lequel porte sur la logique, la psychologie et la propédeutique (sous ce nom on entend l'enseignement préparatoire à l'étude de toutes les sciences; on y comprend même les questions sur les œuvres les plus remarquables des divers musées de l'Europe, des notions de statistique, d'organisation, etc.). Après cet examen, a lieu la bifurcation vers l'étude des sciences spéciales : droit, théologie, médecine.

L'élève qui se destine à la médecine est encore soumis à un examen préliminaire qui porte sur la zoologie, la botanique, la physique et la chimie.

La durée *normale* des études est de quatre ans, mais cette durée n'est que facultative, et de plus on peut aller étudier partout où l'on veut. On n'exige donc ni inscription, ni stage, de l'élève qui se présente aux examens devant donner le titre professionnel; seulement ces examens sont très-sérieux et réglés de la façon suivante :

Chaque jury d'examen est composé de trois juges : un professeur de l'université et deux médecins n'appartenant pas à l'enseignement, mais désignés par l'assemblée des professeurs. Le professeur seul interroge les candidats, les deux autres juges se prononcent seulement sur la réception ou l'ajournement. Chaque série ne comprend que deux candidats.

Le *premier examen* embrasse l'anatomie, la physiologie et la pharmacologie; il comprend quatre épreuves : trois épreuves d'une heure sur l'anatomie, la physiologie, la pharmacologie, et une épreuve pratique de dissection, pour laquelle il est donné douze heures. Chaque candidat à chaque examen est interrogé pendant une demi-heure.

Le *second examen* porte sur la médecine, la chirurgie, les accouchements et la médecine opératoire. Il se décompose en dix épreuves :

1° Trois épreuves écrites de six heures chacune : sur la médecine, la chirurgie et la médecine légale.

2° Une épreuve d'anatomie pathologique, consistant en préparations de pièces pathologiques et examen oral.

3° Deux épreuves orales sur la thérapeutique chirurgicale et médicale.

4° Deux épreuves cliniques sur la médecine et sur la chirurgie.

5° Une épreuve orale sur l'obstétrique.

6° Une épreuve pratique de médecine opératoire.

Lorsque l'élève a satisfait à ces deux examens, qui en réalité en constituent quatorze, il doit encore suivre pendant six mois un cours clinique de médecine, pendant six mois un cours clinique de chirurgie et pendant six semaines un cours clinique d'accouchements. C'est alors qu'il reçoit le diplôme de *kandidat*. Bien que ce diplôme lui donne le droit de pratique, le plus ordinairement le *kandidat* reste encore deux ou trois ans interne au grand hôpital (*Commune hospital*) et suit en même temps un cours sur les maladies mentales.

Pour être docteur, il suffit d'écrire et de soutenir une thèse. Contrairement à ce qu'ont avancé quelques personnes mal informées, le doctorat n'est pas *nécessaire* pour être professeur. Il y a en Danemark à peu près un docteur pour cent *kandidats*.

ESPAGNE [1]

Il existe en Espagne dix facultés qui toutes confèrent les grades de licencié (*licenciado*) et de docteur (*doctor*). Il existe de plus, en vertu d'une ancienne organisation, des praticiens (*practicantes*).

Pour étudier la médecine, on n'exige ni minimum d'âge, ni certificat d'études universitaires; mais, pour obtenir le titre de licencié, il faut justifier d'un degré en *artes*, ce qui comprend une partie de nos baccalauréats. La durée des études n'est pas limitée, la présence aux cours n'est pas obligatoire.

Le licencié peut exercer la médecine et la chirurgie; le titre de docteur est exigé pour arriver au professorat. Ces titres sont considérés, par la plupart de ceux qui se sont occupés de l'organisation médicale de l'Espagne, comme ayant une valeur assez restreinte.

Les médecins étrangers peuvent pratiquer en Espagne moyennant la présentation de leur diplôme et le payement d'une somme de 2224 francs.

(1) N'ayant visité ni l'Espagne, ni le Portugal et n'ayant pas sur ces deux pays de renseignements personnels, j'emprunte les détails qui les concernent aux articles de M. Dureau (*Gaz. hebd.*, 1872), en déclinant toute responsabilité sur ce point.

ÉTATS-UNIS D'AMÉRIQUE

Je n'ai pu encore visiter les États-Unis, et par conséquent je ne puis parler de l'organisation de la médecine en Amérique que d'après les renseignements fournis à cet égard par des Américains ou d'après ceux que j'ai pu puiser à quelques sources officielles, telles que la publication des règlements de quelques écoles de médecine, et le rapport de M. le docteur de Valcourt (1).

L'action de l'État ne s'exerce ni sur l'enseignement, ni sur la pratique de la médecine civile; et si la concurrence excessive entre de très-nombreuses écoles a pu avoir pour résultat de produire un certain nombre de professeurs dont quelques-uns sont du plus grand mérite, la liberté poussée jusqu'au laisser-faire le plus absolu a créé aux États-Unis une situation des plus déplorables pour ce qui regarde l'exercice de la médecine.

Le délit d'usurpation de titres n'existant pas, chacun peut se parer de celui de docteur. Du reste, outre que ce titre de docteur, même lorsqu'il est légitimement obtenu d'une université ou d'une école, ne représente, comme je le montrerai, qu'une somme insuffisante de connaissances, il est non pas seulement donné, mais vendu par quelques écoles à des individus résidant en Europe et pouvant ne savoir ni lire ni écrire. Je crois utile de joindre à ce rapport la preuve de ce fait.

Au mois de décembre 1871, un de nos confères, M. le docteur Duvivier, me remit une lettre qui avait été adressée à son concierge, lequel exerçait en outre la profession de masseur. Cette lettre était ainsi conçue :

« Monsieur,

» Si vous désirez obtenir d'une université célèbre d'Amérique le
» grade et le diplôme de docteur en médecine, veuillez me le faire
» savoir, et je vous indiquerai mes conditions.

» En attendant votre réponse, etc. *Signé :* MEDICUS.

» 46, King street, à Jersey. »

Cette lettre était accompagnée d'une annonce découpée dans un journal de Jersey et ainsi conçue : « *Promotion aux degrés universitaires*

(1) DE VALCOURT, *les Institutions médicales aux États-Unis*, rapport au ministre de l'instruction publique, 1869.

sans déplacement. — OCCASION UNIQUE. — Les personnes désireuses d'obtenir les titres de docteur, bachelier et maître dans les différentes facultés qui font partie de l'enseignement supérieur, peuvent s'adresser à Medicus, rue du Roi, 46, à Jersey (Angleterre), par lettre affranchie, qui donnera gratuitement toutes les informations nécessaires. »

Je crus d'abord à une mystification; mais, ayant acquis la preuve que cette lettre était un prospectus sérieux, je l'insérai avec quelques réflexions dans la *Gazette hebdomadaire*. En même temps M. le docteur Dechambre chargea son domestique de se mettre en rapport par lettre avec « Medicus ». Il reçut en réponse une lettre du docteur van Yver, se disant délégué de l'université de Philadelphie et lui offrant pour la somme de 600 francs le diplôme de docteur de cette université. Après quelques objections faites dans le but d'acquérir une certitude complète de cet incroyable trafic, la somme fut réduite.

Cependant les articles de la *Gazette hebdomadaire* ayant attiré l'attention aux États-Unis, un procès fut intenté à l'université par le grand juge en janvier 1874; mais le jury, si, ce que les journaux ont publié est exact, trouvant sans doute que mettre fin à ce négoce, c'était porter atteinte à la liberté de l'enseignement, se prononça, il y a quelques mois, en faveur de l'université.

Il y a cependant en Amérique quelques écoles sérieuses. New-York en possède trois principales : le *New-York College of Physicians and Surgeons*, fondé en 1791; l'*University medical College*, fondé en 1841, et le *Bellevue hospital's medical College*. New-York possède en outre une école préparatoire de médecine, une école homœopathique, une école ophthalmologique, un collége médical pour les femmes.

Boston possède une université et un collége médical (*Massachusetts medical College*); Chicago, le *Rush medical College;* Philadelphie, l'université qui a tant attiré notre attention. Or, comme cette dernière n'est pas la moins célèbre d'Amérique, on comprend qu'on doive faire quelques réserves quant à la valeur des diplômes délivrés par toutes ces corporations, qui ne relèvent en rien de l'État.

Du reste, même lorsqu'ils sont légitimement délivrés, ces diplômes n'ont, au point de vue de l'équivalence avec les nôtres, aucune espèce de valeur.

L'organisation générale, d'après les détails contenus dans le livre de M. Valcourt, peut se résumer ainsi :

La durée nominale des études est de trois années, qui en réalité se réduisent à deux, car l'élève doit employer la troisième année à suivre la pratique civile d'un médecin connu, et prouver, par un certificat de ce médecin, qu'il a rempli cette formalité. Il y a plus, l'année se borne aux sessions d'hiver.

Pendant le cours de ses études, l'élève ne subit aucun examen. Pour être admis au grade de docteur, il doit être âgé de vingt et un ans et remettre au doyen une thèse écrite de sa main. Si ce travail est reconnu valable, l'étudiant est examiné par chaque professeur séparément; l'examen n'est pas public et il peut même être passé en tête à tête dans la maison du professeur. Quand tous les étudiants composant la session ont été ainsi interrogés, la faculté s'assemble et confère à ceux qui ont eu moins de trois boules noires le diplôme de docteur. Le nombre des candidats éliminés est insignifiant.

Pour que la faculté ne s'étonne pas trop de l'étrangeté de ces détails, je reproduis textuellement un article du règlement de l'université de Philadelphie, la plus ancienne et la plus célèbre d'Amérique, fondée il y a plus d'un siècle (1762). «Le candidat devra écrire et défendre publiquement une thèse devant le collége, à moins qu'il ne soit de l'autre côté de l'Océan ou qu'il demeure si loin dans l'intérieur de l'Amérique, que le voyage ne soit trop difficile; dans ce cas, il enverra une thèse écrite par lui-même et assez remarquable pour que la Faculté l'approuve ; le postulant recevra alors le titre de docteur, et sa thèse sera imprimée et publiée à ses frais. » C'est, sans doute, en vertu de cet article que le docteur van Yver exerce son métier à Jersey et que d'autres délégués ont conféré à Londres en 1872 le titre de docteur, sur la présentation d'une thèse dont la *Gazette hebdomadaire* a rendu compte.

J'ajoute, enfin, qu'on délivre en Amérique comme en Angleterre, et cela sur de magnifiques parchemins enrichis de rubans et de sceaux, de simples certificats d'assiduité aux cours pendant un semestre. Le bureau de la Faculté en possède quelques exemplaires qui lui ont été remis par un candidat s'appuyant sur ces pièces sans valeur pour demander à être admis directement aux examens du doctorat. C'est ce qui m'a engagé à attirer sur ce point l'attention de la Faculté.

Comment un état de choses aussi déplorable peut-il coïncider et concorder avec les travaux si remarquables publiés en Amérique, et en particulier avec les admirables publications faites par le département médical du ministère de la guerre, sous la direction de M. le docteur Barnes? Sans doute on peut arguer que les merveilleux résultats obtenus par la chirurgie américaine, pendant la guerre de la sécession, sont dus à cette circonstance que le service médical militaire a été, contrairement à ce qu'on dit si souvent en France, absolument et uniquement dirigé par le ministère de la guerre, par l'intermédiaire des chirurgiens généraux le docteur Hammond, et plus tard le docteur Barnes ; mais il resterait à expliquer comment on a pu inculquer à tant de médecins un esprit de recherche, une exactitude dans l'observation tels, qu'on a pu recueillir, conserver pendant la guerre et rassembler au Musée de la médecine militaire à Washington, des milliers de pièces anatomiques, l'histoire détaillée de tous les malades et blessés, ce que n'a pu faire encore la chirurgie militaire d'aucune nation européenne. Il y a là un problème dont je ne puis donner la solution, n'ayant pas visité et étudié l'Amérique. Toutefois il ne faut pas oublier que c'est à l'hôpital que se fait la véritable éducation médicale, et que l'Amérique a de nombreux et magnifiques hôpitaux. Enfin, il faut aussi avoir égard à cette circonstance, qu'un grand nombre de médecins américains font leurs études en Europe, quelques-uns à la Faculté de Paris, mais le plus grand nombre aujourd'hui à Berlin, à Londres, et surtout à Vienne.

HOLLANDE

Il existe en Hollande trois universités : Leyde, Gröningen et Utrecht, conférant toutes trois le titre de docteur. La durée des études y est en général de six à sept ans.

Pour obtenir le titre de docteur en médecine, il faut subir les examens suivants :

1° Un examen d'admission (*admissie examen*) devant la faculté de littérature et de philosophie. Cet examen porte sur le latin, le grec et les mathématiques.

2° Un examen devant la faculté de philosophie et sciences naturelles, appelé *propedeutica*. Il embrasse la physique, la chimie, la botanique et les mathématiques supérieures. Le candidat doit produire de plus un certificat attestant qu'il a suivi avec fruit les cours de logique. A défaut de certificat, il passe un examen sur cette matière.

3° Un examen devant la faculté de médecine, appelé la candidature (*candidaats examen*), lequel embrasse l'anatomie (avec préparation anatomique), l'histologie, la physiologie, la matière médicale et la pathologie générale. Le candidat doit produire, sous les mêmes réserves que précédemment, un certificat de présence au cours d'anatomie comparée.

4° Un examen dit de doctorat (*doctorat examen*) comprend toute la médecine théorique et pratique.

5° L'examen de *promotion*, qui n'est qu'une partie du précédent, consiste en une thèse imprimée, soumise d'abord à l'approbation de la faculté et soutenue devant le Sénat académique.

Jusqu'en 1865, le titre de docteur donnait droit à la pratique ; mais depuis la loi promulguée en 1865, les docteurs des universités doivent, pour avoir droit de pratique, subir un examen d'État. L'examen porte sur la pratique de la médecine, de la chirurgie et de l'obstétrique. Le jury d'examen nommé, chaque année par le roi, sur la proposition du ministre de l'intérieur, siége en général à Amsterdam ou à Rotterdam, qui possèdent les hôpitaux les plus importants. Sont appelés à siéger comme juges (*examen commissies*) des professeurs et des médecins civils et militaires.

Cependant on peut acquérir le droit de pratique sans suivre la voie des études universitaires et sans posséder des titres académiques. D'après les articles 3, 4 et 5 de la loi du 1er juin 1865, ce droit peut être acquis en passant trois examens : 1° un examen préparatoire portant sur les langues anciennes et modernes, et les mathématiques; 2° un examen de sciences naturelles, comprenant l'anatomie, la physiologie et l'anatomie comparée : cet examen correspond aux trois examens académiques (*admissie*, *propedeutica*, *candidaats examen*); 3° un examen théorique et pratique, portant sur l'anatomie pathologique, la médecine, la chirurgie, l'obstétrique, la matière médicale, l'hygiène, la médecine légale et la pharmacie. Après ces examens, on obtient le titre de *Arts* (médecin), mot emprunté à l'allemand *Arzt*, et qui désigne en Allemagne ceux qui ont subi l'examen d'État.

Pour se présenter aux examens donnant le titre de *Arts*, il n'est pas nécessaire, comme je l'ai dit plus haut, d'avoir suivi les cours d'une université hollandaise; on peut faire ses études où l'on veut.

La ville d'Amsterdam entretient à ses frais un athénée (*Atheneum illustre*), espèce d'université libre, mais n'ayant pas le droit de délivrer des titres académiques et encore moins des titres donnant droit à la pratique. Les professeurs de cet établissement sont nommés par le conseil municipal. Cette école eut fort peu de succès, et elle serait aujourd'hui presque sans élèves, si l'État n'avait pas, en 1867, transféré à Amsterdam l'école de médecine militaire qui était alors à Utrecht.

Les étudiants en médecine militaire suivent les leçons des professeurs de l'école d'Amsterdam. Ils sont au nombre de cent cinquante (pour l'armée, la marine et l'armée coloniale). A la tête de l'école est un médecin principal de première classe, ayant rang de colonel; les élèves sont dirigés dans leurs études par des médecins militaires, au nombre de six, remplissant les fonctions de répétiteurs.

Pour être médecin militaire, il faut avoir le titre *Arts* (article 25 de la loi).

Le ministre de l'intérieur a présenté récemment à la chambre une nouvelle loi sur l'instruction universitaire. D'après ce projet, les universités ne pourront donner que des titres purement scientifiques, et les commissions d'État donneront seules le droit à la pratique, qui sera le même pour tous, sous le même titre; tandis qu'aujourd'hui il existe deux jurys d'État, l'un pour les docteurs des universités, l'autre pour les médecins praticiens (*Arts*).

ITALIE

Il existe en Italie dix-sept universités royales possédant une faculté de médecine, et donnant, après examens, le titre de docteur en médecine. Ces universités sont les suivantes :

Bologne.	Messine.	Parme.	Sienne.
Cagliari.	Modène.	Pavie.	Turin.
Catane.	Naples.	Pise.	
Gênes.	Padoue.	Rome.	
Macerata.	Palerme.	Sassari.	

Il existe en outre quatre universités libres : *Camerino*, *Ferrare*, *Pérouse*, *Urbino*, et une école d'enseignement supérieur à *Florence.*

Les élèves ne peuvent acquérir dans ces universités libres (soumises du reste aux mêmes lois que les autres) le titre de docteur. Ils doivent passer leurs deux dernières années d'études dans une université royale, où ils subiront leurs derniers examens pour le doctorat.

Il faut, pour être reçu élève de l'université, posséder le diplôme de *licenza liceale* (diplôme de maître ès arts, ès sciences et ès lettres, analogue à notre double baccalauréat).

La durée des études médicales est de six années. Le programme des cours pour les quatre premières années est ainsi réparti :

1re année.

Zoologie et anatomie comparée.
Botanique.
Chimie inorganique.
Histologie.
Anatomie humaine.

2e année.

Anatomie humaine.
Chimie organique et médicale.
Physique médicale.
Anatomie des régions.

3e année.

Physiologie.
Pathologie générale.
Thérapeutique générale.
Anatomie pathologique.

4e année.

Pathologie interne. } Théorie et clinique.
— externe. }
Obstétrique théorique.
Médecine légale.
Hygiène.

A la fin de chaque année, l'élève passe un examen comprenant les matières contenues dans le programme des études pour l'année correspondante. Il n'y a exception que pour l'anatomie; l'élève n'est interrogé sur l'anatomie qu'à la fin de la seconde année.

Chacun de ces examens se compose d'autant d'épreuves distinctes, c'est-à-dire d'examens à des heures ou à des jours différents, qu'il y a de sujets distincts dans le programme. Ainsi, pour la quatrième année, il y a cinq épreuves séparées pour la médecine, la chirurgie, l'obstétrique, la médecine légale et l'hygiène.

Après la quatrième année, l'élève aborde sérieusement la clinique, et ne peut suivre valablement que les cours des universités royales. Les études pour la cinquième et la sixième année sont ainsi réparties :

5ᵉ année.	6ᵉ année.
Clinique médicale.	Clinique médicale.
— chirurgicale.	— chirurgicale.
— obstétricale.	— des maladies syphilitiques.
— ophthalmologique.	— — de la peau.
Médecine opératoire.	— — mentales.

Là encore il y a autant d'épreuves pratiques et théoriques (analogues aux nôtres) qu'il y a de matières différentes dans le programme; toutefois l'examen de clinique médicale et chirurgicale n'a lieu qu'à la fin de la sixième année.

L'élève refusé à une des épreuves composant l'un de ces six examens peut continuer à subir les autres épreuves du même examen et à continuer ensuite ses études. Mais, à la fin de l'année suivante, il ne peut, s'il a été, par exemple, refusé à l'épreuve de pathologie du troisième examen, subir les épreuves de la quatrième année sans avoir satisfait à l'épreuve sur laquelle il avait été refusé l'année précédente. S'il est de nouveau refusé, il est remis à un an.

Lorsque l'élève, à la fin de sa sixième année d'études, a subi avec succès son sixième examen, c'est-à-dire subi avec succès vingt-cinq épreuves distinctes, il peut subir sa thèse, et il obtient alors le titre de docteur, lequel lui donne droit de pratiquer dans toute l'Italie.

Malheureusement pour l'Italie, des nécessités politiques ont forcé de laisser subsister dans l'université de Naples une organisation ancienne et tout à fait exceptionnelle. A partir de la quatrième année d'études, l'élève qui se croit capable de répondre victorieusement à l'examen peut s'y présenter. Il en résulte qu'il peut être docteur après quatre années seulement d'études, comme cela existe non moins malheureusement en France, et cette exception amène à l'université de Naples, qui n'est point la meilleure, un grand nombre d'élèves.

Les médecins étrangers ne peuvent pratiquer la médecine en Italie sans se présenter devant l'une des universités royales et y subir au moins l'examen de la thèse.

PORTUGAL

Le titre légal à l'exercice de la médecine en Portugal est celui de médecin-chirurgien, conféré par les écoles médico-chirurgicales de Lisbonne et de Porto. Les titres de bachelier et de docteur en médecine sont conférés par la faculté de médecine de Coïmbre, mais ils ne donnent pas de priviléges quant au droit de pratique. Le grade d'officier de santé (*licenciados minores*), établi en 1836, aboli en 1842, a été rétabli par le décret du 22 juin 1870.

La durée des études pour le médecin-chirurgien est de cinq années. Les examens sont au nombre de douze, répartis à la fin de chacune des cinq années d'études. Après ces douze examens, l'élève soutient une thèse et reçoit ensuite son diplôme.

Il n'est pas délivré de diplômes *honoris causâ.*

La durée des études à la faculté de Coïmbre est également de cinq ans. A la fin de la quatrième année, l'élève obtient le grade de bachelier en médecine (*bacharel*); à la fin de la cinquième année, il reçoit le diplôme de médecin-chirurgien et le droit d'exercice. Pour obtenir le grade de docteur, il faut une sixième année d'études, un nouvel examen oral et une thèse.

Les officiers de santé font leurs études à l'université de Coïmbre. La durée de leurs études n'est que de trois ans. Ils ont le droit de pratiquer la médecine et la chirurgie, mais avec des restrictions analogues à celles qui existent pour nos officiers de santé.

ROUMANIE

Le *Monitorul medical ol Romaniel* du 15 mars 1862 a publié le décret réglant l'exercice de la médecine dans les Principautés-Unies. Le règlement d'organisation, portant la signature de l'inspecteur généra *Davila*, établit cinq examens absolument calqués sur ceux de nos facultés. J'ignore comment fonctionne la faculté de médecine de Bucharest, mais ce que nous savons, c'est qu'un grand nombre de Roumains viennent de préférence étudier la médecine à Paris.

A la date de ce décret d'organisation, le nombre des docteurs en médecine pratiquant en Roumanie était de 99. Ils se répartissaient ainsi, suivant le pays où ils avaient reçu leur diplôme : Autriche, 34 ; Allemagne, 22; France, 14; Italie, 18; Russie, 1; Turquie, 3; Grèce, 4 ; Angleterre, 1 ; Suisse, 1 ; Belgique, 1.

RUSSIE

L'organisation médicale de la Russie est peu connue ; aussi me pardonnera-t-on d'entrer dans quelques détails à ce sujet.

Il existe en Russie deux classes de praticiens : le médecin proprement dit (*Liekär*) et le docteur en médecine. Le médecin correspond à nos docteurs; le docteur russe a une valeur qui est, au point de vue de la science et de la pratique, supérieure à celle du docteur français. Ce titre n'est pas nécessaire pour la pratique, mais on ne peut, sans le posséder, obtenir certaines situations officielles.

Le *Feldscher*, sorte d'infirmier instruit et ayant reçu une éducation spéciale, n'est pas un praticien. J'ai donné dans mon livre sur la chirurgie militaire un aperçu de leur organisation.

Il existe en Russie neuf universités : Saint-Pétersbourg, fondée en 1819; Moscou, 1755; Kharkov, 1803; Kasan, 1804; Dorpat, 1834; Kiev, 1834; Helsingfors, Varsovie, 1862; Odessa, 1864. L'université de Pétersbourg n'a pas de faculté de médecine, l'Académie médico-chirurgicale en tient lieu. Dorpat a une faculté de théologie ; Saint-Pétersbourg et Kasan, une faculté de langues orientales.

A la tête des universités est un *curateur* nommé par l'empereur. Il a la surveillance de toutes les écoles du district universitaire. Au-dessous de lui est le *recteur*, pris dans une des facultés et nommé par les professeurs réunis des facultés de droit, médecine, belles-lettres, mathématiques (sciences) et philologie. Il est nommé pour trois ans et rééligible.

Chaque faculté possède son doyen, élu par les professeurs pour une durée de trois ans; il est également rééligible.

L'Académie médico-chirurgicale de Saint-Pétersbourg remplace la faculté de médecine de l'université; elle est destinée aux élèves civils et militaires, mais elle relève du ministère de la guerre, et peut être regardée, au point de vue du moins de l'organisation *matérielle*, comme la première école du monde.

Lorsque je visitai la Russie en 1864, la réglementation des études médicales était la suivante. Je ne crois pas qu'elle ait été modifiée depuis.

Avant de pouvoir commencer des études médicales, le jeune étudiant doit produire un certificat d'études littéraires faites dans un gymnase. Ce certificat est analogue à celui de bachelier ès lettres. S'il a fait ses études dans sa famille, l'élève passe cet examen devant un jury spécial. L'examen comprend le latin, le russe, l'allemand, le français, l'histoire naturelle, la chimie, la physique, l'histoire, les mathématiques et la statistique.

Dès son arrivée à l'université ou à l'Académie médico-chirurgicale de Pétersbourg, quatre conditions différentes s'offrent à l'étudiant. Il peut :

1° Payer à l'État une redevance analogue à nos inscriptions.

2° Recevoir gratuitement l'éducation.

3° Recevoir un secours pécuniaire (*stipendium*).

4° Être entretenu par l'État. (Cette condition n'existe que pour l'Académie de Saint-Pétersbourg.)

A. En payant à l'État 50 roubles par an, soit 1000 francs pour les cinq années d'études, l'élève reçu médecin est libre de tout engagement et peut exercer librement la médecine dans toute l'étendue de l'empire.

B. L'élève qui a fait gratuitement ses études doit à l'État, une fois reçu médecin, deux années de service comme médecin civil ou militaire. Ceux de l'Académie de Pétersbourg servent dans l'armée. Après ces deux années, ils sont et restent libres.

C. Le *stipendium* n'est donné qu'aux élèves ayant déjà deux années d'étude et de bons certificats des professeurs. On leur rembourse les dépenses des deux premières années. L'élève doit *au ministère qui a fourni le stipendium* cinq ans de service, s'il a reçu par mois 26 francs; dix années s'il a reçu 52 francs par mois.

D. L'élève qui, à l'Académie de Pétersbourg, est entretenu par l'État, reçoit 100 francs par mois ; il doit en échange dix ans de service dans la chirurgie militaire. En sortant de l'école, ses appointements sont de 1800 francs par an, y compris le logement, l'éclairage, le chauffage et une ordonnance.

ORGANISATION DES FACULTÉS.

Il existe trois classes de professeurs : ordinaires, extraordinaires, agrégés. Il faut y ajouter les *Privat-docenten*.

La nomination aux chaires a lieu par un système mixte d'élection et de concours. Lorsqu'une chaire est déclarée vacante, les professeurs agrégés ou particuliers font acte de candidature. On procède à leur élection comme candidats. Si aucun d'eux n'obtient la majorité ou si, en cas d'une candidature unique, il y a majorité de billets blancs, on proclame la mise au concours de la chaire vacante. La nomination est soumise à la sanction de l'empereur. Il n'y a pas d'exemple qu'elle n'ait pas été ratifiée.

Les épreuves consistent en deux leçons, après une heure de préparation sans livres et la présentation d'un travail sur un sujet laissé au choix du candidat. Les appointements des professeurs ordinaires sont de 12000 francs; ceux des professeurs extraordinaires, de 8000; ceux des agrégés, de 4800. *Après la publication d'un livre important, les appointements peuvent être doublés.* La retraite est obtenue après vingt-cinq ans de service ou vingt-cinq ans de grade de médecin ou de docteur. Elle est pour les professeurs de 10000 francs par an. Un professeur arrivé à l'époque de la retraite peut, sur la décision de l'assemblée des professeurs, être prolongé de cinq ans dans son exercice. Les *Privat-docenten* sont nommés par la faculté, après deux épreuves consistant en deux leçons faites en public.

Les professeurs doivent posséder le titre de docteur en médecine.

ORGANISATION DES ÉTUDES.

La durée des études est de cinq ans, divisée en deux périodes : l'une de deux ans, l'autre de trois ans.

1re *année.* — Physique, chimie, histoire naturelle, anatomie.

2e *année.* — Anatomie, physiologie, chimie organique, pharmacie.

Il n'existe pas en général à la faculté de médecine de chaires de chimie, de physique et d'histoire naturelle ; les élèves suivent ces cours à la faculté des sciences.

A l'expiration de ces deux années les élèves passent l'examen dit des sciences naturelles, et ce n'est qu'après y avoir satisfait qu'ils peuvent aborder l'étude de la médecine proprement dite.

3e *année.* — Pathologie interne et externe (théorie), pathologie générale, thérapeutique et pharmacologie. — Anatomie pathologique. — Micrographie, exercices pratiques de percussion, d'auscultation, de médecine opératoire, d'anatomie chirurgicale.

4e *année.* — Clinique médicale et chirurgicale. — Médecine légale et mentale (théorie). — Accouchements et gynécologie. — Maladies des enfants (théorie).

5e *année.* — Clinique médicale et chirurgicale. Clinique dans les services spéciaux de médecine légale, maladies mentales, maladies des enfants, d'ophthalmologie, de syphilis.

Dans toutes ces cliniques chaque élève est chargé de suivre un certain nombre de malades et d'en prendre l'observation.

C'est après cette troisième année, qui complète les cinq années d'études, que l'élève est appelé à subir ses examens de médecin. Ils se composent de cinq séries d'épreuves orales et pratiques sur la médecine, la chirurgie, les maladies spéciales, syphilitiques, cutanées, mentales, maladies des femmes et des enfants, médecine légale et chirurgie opératoire. L'élève refusé à une de ces épreuves peut continuer ses examens; mais il doit, après trois mois au moins et six mois au plus, subir de nouveau l'épreuve dans laquelle il a été ajourné. Si après avoir été de nouveau ajourné, ou si lors de son premier ajournement il a été refusé à une des épreuves qui suivent celle dans laquelle il a été ajourné, il doit recommencer à subir tout son examen et toutes les épreuves.

Il n'y a pas de thèse pour le grade de médecin.

EXAMENS DU DOCTORAT.

Le doctorat n'est obligatoire que pour arriver à certaines fonctions officielles. Après un temps qui est d'ordinaire de trois années, le médecin praticien qui désire obtenir le titre de docteur passe de nouveaux examens théoriques et pratiques et soutient une thèse sur un sujet de son choix.

Les examens sont de même nature que ceux passés pour le grade de médecin, mais plus complets. Le candidat est chargé pendant quelque temps, sous la surveillance d'un des juges, du traitement de plusieurs malades. Dans les épreuves orales et écrites on exige une connaissance sérieuse de la littérature médicale ancienne et actuelle du pays et de l'étranger.

Le titre de docteur permet seul d'arriver au professorat et au grade de médecin en chef d'un hôpital ou d'un régiment. (Les régiments, en général, surtout ceux de la garde, ont leur hôpital.) Le médecin adjoint d'un hôpital, quoique chargé d'un service, n'a pas besoin de posséder le titre de docteur.

ÉDUCATION SPÉCIALE DU PERSONNEL SCIENTIFIQUE ET ENSEIGNANT.

Tous les ans, parmi les élèves qui ont subi leurs examens de médecine, l'Académie médico-chirurgicale de Pétersbourg choisit les dix candidats qui ont le mieux satisfait aux épreuves. Ceux-ci peuvent, s'ils acceptent, séjourner encore trois ans à l'école où ils remplissent les fonctions de chef de clinique, de laboratoire, etc. Dès ce moment ils se spécialisent comme médecins, ou comme chirurgiens. Ensuite, à l'expiration des trois années, alors qu'ils ont passé leurs examens de doctorat, on choisit parmi ces dix candidats les trois qui ont paru au jury avoir le plus de valeur, et ces trois élus sont envoyés pendant deux ans à l'étranger (France, Angleterre, Allemagne, Italie). Ils reçoivent de l'État une subvention annuelle de 8000 francs. Ils doivent tous les six mois envoyer un rapport sur les sujets scientifiques qui leur ont paru offrir le plus d'intérêt. C'est parmi ces élus que sont pris en général les professeurs. Comme, depuis quelques années, presque tous suivent les cours de facultés allemandes, le professeur Pirogoff est depuis dix ou douze ans délégué par l'État pour suivre dans ces universités les progrès des docteurs russes voyageant aux frais du gouvernement.

MÉDECINS DE DISTRICT ET DE GOUVERNEMENT.

A l'exemple de la Prusse, la Russie ne confie qu'à des médecins dont la valeur a été constatée par des examens particuliers les fonctions médicales d'ordre administratif, et elle ne confie certaines fonctions spéciales qu'à ceux qui ont prouvé par des examens spéciaux leur aptitude à les remplir.

Pour être *médecin de rayon et de district* il faut avoir passé des examens spéciaux sur la médecine légale, la police médicale, l'hygiène, et fait une expertise médico-légale avec autopsie et rapport.

Pour être *chirurgien de district* il faut, après avoir passé le même examen, observer à l'hôpital pendant quinze jours deux malades de chirurgie; subir un examen oral, satisfaire à une épreuve pratique d'anatomie chirurgicale, faire plusieurs opérations sur le cadavre et deux grandes opérations sur le vivant.

Pour être *accoucheur de district* il faut, après avoir subi l'examen de médecin de district, subir un examen portant sur la gynécologie, l'obstétrique et les maladies des enfants; faire un accouchement avec observation écrite, recueillir deux observations obstétricales (forceps ou version) et répéter sur le mannequin quelques manœuvres obstétricales.

Pour être *inspecteur médical* il faut passer de nouveaux examens sur la médecine légale et la toxicologie et avoir dix ans de service comme médecin de district.

SUISSE

L'organisation médicale de la Suisse est si différente, suivant les cantons, que beaucoup de médecins suisses hésitent, lorsqu'on les interroge sur les lois en vigueur dans les cantons auxquels ils n'appartiennent pas.

Toutefois, cette organisation peut se ramener à deux types principaux. Dans trois des quatre cantons de langue française (Vaud, Genève et le Valais), et dans le canton de langue italienne (Tessin), il suffit, pour y pratiquer la médecine, d'être muni d'un diplôme donnant droit à l'examen légal dans le pays où ce diplôme a été obtenu. Ainsi, pour celui qui a fait ses études en France ou en Italie, le diplôme de docteur; pour le médecin venant d'Allemagne le diplôme de *Arzt;* pour celui qui a étudié dans la Suisse allemande, le diplôme donné par le jury d'État. Cependant, dans le canton de Vaud, quels que soient les titres et les diplômes reçus à l'étranger, ou dans un autre canton, il est nécessaire de subir un nouvel examen oral sur les différentes branches de la médecine.

Les dix-sept cantons de langue allemande ont conclu entre eux une sorte de concordat auquel a adhéré le canton de Neuchâtel; l'organisation est calquée sur celle de l'Allemagne. Les trois universités de Bâle, Berne et Zurich délivrent après examens le titre de docteur, mais ce titre purement universitaire ne donne pas droit à la pratique. Ce droit n'appartient qu'à ceux qui ont subi l'examen d'État, examen qui se passe du reste au siége de ces universités, devant un jury composé de professeurs et de médecins n'appartenant pas au corps enseignant.

Pour se présenter devant ce jury il faut avoir le titre de docteur d'une université suisse ou étrangère.

CONCLUSIONS

De l'examen rapide, mais forcément un peu long, des lois qui régissent la profession médicale à l'étranger, résulte la constatation de plusieurs faits très-importants pour la solution des questions qui font l'objet de ce rapport.

La théorie qui chez toutes les nations de l'Europe a présidé à l'organisation de la profession médicale est celle-ci : *L'État ayant l'obligation morale de protéger la santé et la vie des citoyens*, mais ceux-ci étant incapables de pouvoir apprécier si tel ou tel individu a les connaissances suffisantes pour pratiquer la médecine avec sécurité pour les malades, l'*État revêt de certains titres et marque, en quelque sorte, du sceau de sa garantie ceux qu'il présente aux citoyens comme dignes de leur confiance.* Seuls les États-Unis d'Amérique font exception à cette loi générale.

A cette première théorie s'en est ajoutée une seconde, acceptée également par tous les États de l'Europe, mais repoussée par l'Angleterre. Pour préserver les citoyens de la tentation de s'adresser à des personnes n'offrant pas des garanties suffisantes de savoir et pour les protéger contre les sollicitations, les surprises du charlatanisme et même contre leur propre incompétence, l'exercice de la profession médicale est monopolisé entre les mains de ceux qui ont obtenu le titre légal, ce droit est dénié à tous les autres, et l'exercice sans le diplôme, devenant dès lors illégal, est considéré comme un délit.

Enfin, une troisième théorie, repoussée encore par l'Angleterre accompagnée cette fois de la Belgique, auxquelles on peut joindre l'Italie et la Hollande, mais acceptée par la France, l'Autriche, l'Allemagne et la Russie est celle-ci : pour se donner à lui-même la garantie que les individus qu'il couvre de son patronage auront le degré et la *qualité* d'instruction qu'il juge nécessaires, l'État monopolise l'enseignement; l'instruction est donnée dans des écoles soutenues par le budget de l'État, formées de professeurs fonctionnaires de l'État. Cependant, *même dans les pays où existe la liberté de l'enseignement*, aucun corps indépendant de l'État ne peut donner le titre donnant droit à l'exercice légal, et l'État intervient *toujours* à la fin des études pour contrôler, avant de leur permettre de se livrer à la pratique professionnelle, le degré d'instruction donné par les écoles libres.

Ainsi, en Angleterre, l'État, par le *Medical Act* de 1858, en ne reconnaissant comme valables que certains titres, donnés sous certaines conditions par certaines corporations, transforme ces corporations en institutions d'État, et le *General Council of medical Education and Registration* exerce au nom de l'État un contrôle fort sévère, puisqu'il peut aller jusqu'à la radiation de la liste de médecins légalement investis du droit de pratique, mais convaincus d'indignité, même seulement professionnelle.

En Belgique, les jurys *combinés* fonctionnent au nom de l'État, sous la présidence d'un délégué de l'État, et les diplômes des universités isolées ne donnent pas droit à la pratique.

En Hollande il en est de même, et le jury d'État y fonctionne comme en Allemagne.

En Italie, enfin, les universités libres ne délivrent pas de diplômes et les élèves doivent passer leurs deux dernières années d'études dans les universités de l'État.

Puisque chaque pays exige de ceux qui veulent embrasser la carrière médicale la preuve de connaissances spéciales, il semblerait tout d'abord possible de ne demander aux médecins étrangers, désirant exercer en France, que la présentation du diplôme leur donnant droit à l'exercice légal dans leur propre pays. Malheureusement, ce principe ne pourrait être admis que si dans tous les États ce titre légal avait la même valeur scientifique. Or, cette parité n'existe pas. On peut même dire qu'elle ne saurait exister.

En effet, si la médecine est une, si l'étendue des connaissances nécessaires à la pratique de l'art de guérir ne varie pas avec la constitution politique des États, la relation entre les besoins et les ressources varie beaucoup de pays à pays. Dans ceux où l'instruction générale est peu répandue, où le nombre des médecins est trop peu élevé par rapport au chiffre de la population, l'État ne peut se montrer et ne se montre pas difficile dans la collation des grades. C'est seulement ainsi que peut s'expliquer l'existence en France des officiers de santé, médecins insuffisants, créés grâce à la permanence d'une institution déplorable qui est supprimée aujourd'hui dans toute l'Europe, sauf en Portugal.

Peut-on du moins admettre l'équivalence légale au titre de docteur en médecine français, à l'égard des pays conférant un titre ayant une valeur égale à celui que confèrent les facultés françaises? Ici encore je crois qu'on doit répondre par la négative.

Je ne tire point un argument, qui serait du reste légitime, de ce fait que le médecin français ne peut exercer nulle part à l'étranger, sauf en Espagne et en Suisse (et seulement dans trois ou quatre cantons), sans avoir subi dans le pays où il désire s'établir des examens probatoires ; mais s'il est digne de la France d'ouvrir largement ses portes à ceux qui viennent lui demander asile, je n'admets pas qu'il nous soit permis de pousser le libéralisme jusqu'à compromettre la santé et la vie de nos concitoyens en les confiant sans contrôle préalable à l'ignorance ou à l'insuffisance *possibles, sinon probables*, de médecins étrangers.

Cette exclusion adoptée par toutes les grandes nations de l'Europe se justifie d'elle-même. En effet, chaque pays soumet les candidats au titre de médecin à des conditions d'étude et à des examens qui lui paraissent pouvoir assurer le plus efficacement la valeur des garanties qu'offre, pour le public, la possession du titre à l'exercice légal; si certaines conditions exigées à l'étranger semblent à un gouvernement quelconque capables d'augmenter encore la valeur de cette garantie, ce gouvernement les introduit dans sa législation spéciale.

De là ces réformes effectuées en Angleterre par le *Medical Act* de 1858; en Prusse par la loi de 1869; en Autriche par celle de 1872 ; en Hollande par celle de 1865 ; de là aussi les réformes proposées actuellement en Hollande et en Belgique. Il est donc naturel que regardant la législation en vigueur dans les autres pays comme inférieure à celle qu'il a adoptée, chaque gouvernement soumette le médecin étranger à des examens qui ne sauraient, du reste, être pour le postulant qu'une simple formalité, s'il possède réellement les connaissances nécesssaires à l'art de guérir.

Il y a plus, si, au lieu de se perdre dans les nuages de la théorie et dans les rêveries de l'idéologie libérale, on reste dans le terre à terre de la pratique, on constate qu'un médecin ne quitte presque jamais le pays où il a fait ses études, obtenu ses diplômes et commencé à pratiquer que s'il y réussit peu, ou si des causes plus graves, qu'il se garde bien d'avouer, le forcent à s'éloigner. La France est pour ceux-là un refuge, et si elle compte alors un médecin de plus, elle ne s'enrichit pas en général d'un savant de plus ; car ce n'est pas pour cultiver la science, c'est pour cultiver la clientèle, ou, pour appeler les choses par leur nom, c'est pour gagner de l'argent que ces médecins viennent s'établir en France. C'est donc par un sentiment de prudence, qu'on ne saurait trouver exagéré, que les nations de l'Europe les plus avancées dans la voie du progrès et les plus réellement libérales, exigent que le médecin étranger, quel que soit son diplôme, se soumette aux examens qui ont pour effet de donner à celui qui y satisfait le titre légal à l'exercice de la profession médicale, et quand, pour obéir à la loi, on a obligé des hommes comme Dumas et Soubeiran à se soumettre à la formalité du doctorat avant d'être nommés professeurs de notre faculté, on ne voit pas pourquoi les médecins étrangers qui demandent à obtenir une faveur qui livre entre leurs mains la vie de nos compatriotes, se refuseraient à subir ce qui ne doit être pour eux qu'une simple formalité.

Cependant, la loi française permet au gouvernement d'admettre l'équivalence des diplômes étrangers. L'article 4 de la loi du 19 ventôse an XI établit « que le gouvernement pourra, s'il le juge conve- » nable, accorder à un médecin ou à un chirurgien étranger et *gradué » dans une Université étrangère*, le droit d'exercer la médecine et la » chirurgie sur le territoire de la république ».

Cette loi aurait dû être abrogée depuis longtemps et elle le serait sans doute depuis longtemps, si la France n'était pas le pays où l'on subit le plus de révolutions, mais où l'on fait le moins de réformes.

L'organisation actuelle de la médecine dans plusieurs États de l'Europe rendrait dangereuse l'application stricte de la loi, prise dans sa lettre et non dans son esprit, puisqu'elle donnerait au gouvernement la faculté de concéder le droit de pratiquer en France à des gradués d'Universités étrangères, *n'ayant pas le droit de pratiquer la médecine* même dans le pays auquel appartient l'université qui leur a conféré leur titre. Ainsi, les gradués de quelques universités étrangères, c'est-à-dire ceux ayant obtenu le diplôme scientifique de docteur en médecine dans les quatre universités belges, les trois universités hollandaises, les trois universités suisses et dans toutes les universités de l'empire d'Allemagne pourraient, de par la loi du 19 ventôse an XI, être autorisés à pratiquer la médecine en France, alors qu'ils n'ont pas le droit de l'exercer dans leur pays, si à leur titre de docteur ils ne joignent pas, pour la Belgique, le diplôme donné par les jurys combinés, et pour la Hollande, la Suisse allemande et l'empire d'Allemagne, le diplôme donné par l'examen d'État.

Sans doute, le gouvernement reste libre d'user ou de ne pas user de la faculté que lui donne la loi; mais tous ceux qui se sont succédé jusqu'aujourd'hui, quel qu'ait été leur titre, l'ont si souvent mise à profit, qu'il suffit de parcourir la liste des médecins pour y trouver bon nombre de docteurs d'Iéna, de Giessen, de Louvain et de Bruxelles. Mais, il faut bien le dire, les gouvernements en donnant ces autorisations n'ont pas toujours obéi à leurs réels désirs, et nous nous trouvons ici en présence d'un des graves inconvénients de la loi de l'an XI. Un ambassadeur étranger demande au gouvernement français d'accorder le droit de pratique à un de ses compatriotes, qu'il protège. C'est, dit-il, un homme distingué, jouissant d'une grande réputation dans son pays et autres arguments de même valeur, c'est-à-dire à peu près toujours d'une valeur nulle. Le gouvernement, peu favorable à la demande, se retranche derrière son incompétence scientifique et la nécessité de consulter la Faculté, compétente en matière de médecine ; il oppose même l'avis défavorable de la Faculté antérieurement consultée; mais l'ambassadeur, armé de la loi de l'an XI, montre que le gouvernement a le droit, s'il le veut, d'accorder la demande sans consulter la Faculté; il objecte, que si on ne lui accorde pas la faveur qu'il demande, il ne saurait voir dans ce refus qu'une preuve de mauvais vouloir, et le résultat de tout ceci est..... que la France et surtout Paris sont devenus comme le rendez-vous des charlatans de l'Europe et du nouveau monde.

Il est donc indispensable, urgent que cet article de la loi de l'an XI soit complétement abrogé, et que nul ne puisse être autorisé à pratiquer la médecine en France sans avoir prouvé, par un examen subi devant des juges compétents, qu'il a les qualités requises pour exercer la médecine sans danger et avec profit pour les malades.

Il serait souverainement imprudent de continuer à admettre, comme on le fait trop souvent, l'équivalence des diplômes; mais ce serait dépasser les limites de la prudence que d'obliger tous ceux qui veulent pratiquer en France à se soumettre à la loi commune et à suivre pendant quatre années les cours d'une Faculté avant d'être admis aux examens. Considérer les titres obtenus à l'étranger comme l'équivalent des quatre années d'études, admettre de suite le postulant aux examens du doctorat, c'est allier à la fois la prudence et le véritable libéralisme.

Telle est, du reste, la doctrine suivie par la Faculté, et elle propose d'ordinaire au ministre, toutes les fois qu'elle est consultée, d'accorder aux médecins étrangers l'autorisation de se présenter directement aux examens du doctorat, lorsque ces médecins sont en possession de titres médicaux obtenus par des examens sérieux.

Mais ici une difficulté se présente, et c'est précisément la solution de cette difficulté qui a motivé ce rapport; quels titres devons-nous prendre en considération? Quels sont ceux dont la valeur peut être regardée comme suffisante?

Nous n'admettons nos élèves à passer leurs examens du doctorat qu'après un certain nombre d'années d'études, et même nous voulons que pendant un temps, dont la durée minimum est fixée à deux ans, ils aient suivi la pratique des hôpitaux. Pourquoi cela? C'est parce nous voulons nous garantir contre les surprises et les hasards toujours possibles de l'examen. Si la loi a cru devoir fixer à une époque minimum de quatre années la durée des études médicales, c'est parce qu'il faut pour pratiquer la médecine non-seulement des connaissances théoriques, mais aussi une certaine expérience. Il est donc juste et logique de vouloir que l'étranger, avant d'être admis à subir les examens du doctorat français, ait subi aussi cette initiation préalable, et lorsque des élèves ou des médecins étrangers viennent demander la dispense des seize inscriptions, c'est-à-dire de la scolarité, il est important de savoir si les titres qu'ils nous soumettent représentent ce minimum de garanties, ce minimum d'années d'études que nous exigeons de nos élèves.

Or, la valeur de ces titres varie suivant les pays, et quelques-uns représentent une somme de connaissances notamment inférieure à celles que doivent posséder les docteurs en médecine français; car ils peuvent être obtenus sans que le candidat ait subi l'initiation préalable que la loi française exige de tous ceux qui se présentent aux examens du doctorat. C'est pour cette raison que l'autorisation de se présenter directement aux examens ne devrait pas, dans l'opinion de votre rapporteur, être accordée à ceux qui sont seulement en possession des titres de *licenciado* donné en Portugal aux officiers de santé, de *licencié* d'une faculté espagnole et d'un titre quelconque de provenance américaine, car ils représentent une somme de connaissances insuffisante, et de plus, ces derniers sont l'objet d'un trafic scandaleux qui leur retire toute valeur.

Il faudrait de même repousser les titres de docteur d'une université belge (diplôme scientifique); docteur d'une université allemande (autres que Wurzburg, Erlangen, Munich); bachelier en médecine de la faculté de Coïmbre; docteur des universités de Bâle, Berne, Zurich, Utrecht, Leyde, Gröningen, lorsqu'à ce diplôme universitaire n'est pas joint le diplôme de docteur donné par l'examen d'État, ces titres ne donnant pas droit à l'exercice de la médecine, même dans le pays où ils ont été délivrés.

Les titres donnant droit à l'exercice légal et pouvant être acceptés par la Faculté comme équivalent à nos quatre années d'études sont :

Pour la Belgique, le doctorat *légal*, titre obtenu devant les jurys combinés.

Pour la Hollande, le titre de docteur des universités de Leyde, Utrecht, Gröningen, accompagné du diplôme conféré par l'examen d'État, et le titre de *arts*.

Pour la Bavière, le titre de docteur des universités de Wurzburg, Erlangen, Munich.

Pour l'empire d'Allemagne (sauf la Bavière), le titre de *Arzt* donné par l'examen d'État.

Pour l'Autriche, le titre de docteur des universités de Vienne, Prague, Gratz, Inspruck, Cracovie.

Pour le Danemark, les titres de candidat et de docteur en médecine.

Pour le Portugal, les titres de docteur de l'université de Coïmbre et celui de médecin-chirurgien des écoles de Lisbonne et de Porto.

Pour l'Espagne, le titre de docteur.

Pour l'Italie, le titre de docteur.

Pour la Suisse, le titre donné par l'*examen d'État* devant les facultés de Berne, Bâle, Zurich (mais non le simple titre de docteur donné par ces universités).

Pour la Russie, les titres de médecin (*liekar*) et de docteur.

Pour le Brésil, le titre de docteur.

Mais il ne faut pas oublier que la plupart des médecins qui viennent en France pour y exercer la médecine n'y viennent en général que parce qu'ils ne rencontrent pas chez eux de chances suffisantes de succès; que l'expatriation a quelquefois des causes peu avouables; enfin, que *le diplôme peut avoir été volé ou falsifié.*

Il serait donc à désirer qu'avant d'accorder ainsi aux étrangers l'autorisation de se présenter aux examens, le bureau de la Faculté se mît toujours en rapport, par lettre officielle, avec le corps ayant délivré le diplôme qu'on lui présente, afin de savoir si ce diplôme a été valablement délivré ou si le droit de pratique n'a pas été supprimé au titulaire pour cause d'indignité professionnelle ou de délits de droit commun.

Quant aux médecins en possession d'un diplôme non acceptable comme n'étant pas équivalent aux quatre années d'études, il serait utile de les soumettre à un examen oral *officieux* avant de se prononcer sur leur demande, et l'autorisation de se présenter aux examens du doctorat ne leur serait délivrée qu'après avis favorable du jury de professeurs chargé de cet examen officieux.

Enfin, il est un dernier point sur lequel il importe d'appeler l'attention du gouvernement. Beaucoup d'officiers de santé français en possession du titre de docteur des universités *belges* ou *allemandes*, titres sans valeur légale en Belgique et en Allemagne; beaucoup d'individus exerçant l'art de dentiste et en possession du titre de docteur d'une université américaine, belge ou allemande, accolent à leur nom le titre de docteur et surprennent ainsi la bonne foi des malades qui les croient docteurs d'une faculté française.

Il serait à désirer que la loi française interdît de prendre publiquement et dans l'exercice de la profession médicale le titre de docteur, *toutes les fois que ce titre n'a pas été obtenu devant une faculté française.* On interdit le port d'un ruban étranger simulant celui de la Légion d'honneur; il y a bien plus d'importance encore à empêcher le port d'un titre qui, par la similitude avec celui que confèrent les facultés françaises, inspire à tort aux malades une confiance qui peut leur coûter la vie.

APPENDICE

Ici, messieurs, devrait s'arrêter ce rapport, et c'est ici en effet, qu'il s'arrêtait tout d'abord. Mais, quelques-uns de nos collègues m'ont engagé à y ajouter sous forme d'appendice l'examen des projets aujourd'hui en discussion et l'indication des principales réformes qu'exige l'imperfection actuelle de nos institutions médicales, en mettant à profit l'expérience que nous fournit l'étude de l'organisation de l'enseignement de la médecine à l'étranger.

J'ai quelque temps hésité à entreprendre ce travail, d'abord parce qu'essayer ce rapprochement, c'était convertir ce rapport en une sorte de réquisitoire contre ce qui existe dans notre pays; en second lieu, parce que les arguments que je pourrais produire ne sauraient avoir aucune influence sur les décisions à prendre. En France, à l'inverse de ce qui se passe en Angleterre, en Allemagne, en Autriche, en Russie, lorsqu'il faut organiser ou réformer la médecine civile ou militaire, ce n'est pas à des médecins, seuls juges compétents cependant, que l'on confie le soin de discuter la nature et l'étendue des réformes, mais à des commissions dans lesquelles le médecin ne figure qu'à titre d'exception, sous le prétexte assez singulier, qu'étant intéressé dans la solution du problème qu'il connaît pourtant mieux que tout autre, il ne saurait être un juge impartial.

Un pareil argument, s'il pouvait jamais avoir quelque valeur, ne saurait dans aucun cas vous être applicable. Lorsque après une vie consacrée à l'étude et au travail, on a l'honneur d'être arrivé au professorat, à la Faculté de médecine de Paris, c'est-à-dire à la situation la plus élevée à laquelle on puisse parvenir dans la carrière médicale, on ne saurait être accusé d'agir dans un intérêt personnel en réclamant des améliorations et des réformes dans le domaine des choses de la médecine.

L'enseignement médical est en général mieux organisé à l'étranger qu'il ne l'est en France, et bien des causes expliquent l'infériorité de notre organisation.

En Prusse, en Russie, en Autriche, lorsqu'il s'agit de modifier en quelques points la médecine civile ou militaire, l'examen des réformes à effectuer, la rédaction des nouveaux projets, sont toujours confiés à des médecins. De plus, la direction des affaires médicales centralisée dans un ministère ou dans une division spéciale d'un ministère est confiée à un médecin ou à une réunion de médecins : en Russie, à chacun des trois médecins, chefs des trois départements de la médecine civile, militaire et navale ; en Prusse, à la commission médicale dont j'ai donné plus haut les attributions et la composition ; en Autriche, à une division spéciale du ministère et à une commission, dont le professeur Rokitansky est le président; en Angleterre au *General Council of medical Education.*

Presque partout, si nous exceptons le médecin militaire qui relève naturellement du ministère de la guerre, le médecin, qu'il s'agisse de son instruction comme élève, ou de sa pratique professionnelle comme médecin praticien, relève d'une même administration, toujours compétente, puisqu'à sa tête est un médecin; et, pour mieux marquer ce qu'a d'important et surtout de technique l'organisation médicale, le ministère de l'instruction publique en Prusse prend le nom de *ministère de l'instruction publique, des cultes* ET DES AFFAIRES MÉDICALES.

En France, un médecin peut relever de trois ministères : comme médecin praticien, du ministère de l'agriculture et du commerce ; comme chirurgien des hôpitaux de Paris, du ministère de l'intérieur; comme professeur à la Faculté, du ministère de l'instruction publique. Ce n'est pas tout, en France comme en Italie, il n'existe pas de Conseil spécial pour la médecine, mais un Conseil supérieur de l'instruction publique; aussi, la compétence spéciale des deux ou trois membres, qu'il pourrait posséder, est-elle annihilée par l'incompétence (du moins pour ce qui concerne la médecine), de tous les autres membres composant le Conseil. Ici, comme en beaucoup d'autres choses, le précepte qu'on suit le moins en France est celui que caractérise si bien la maxime britannique : *The right man in the right place.*

Aujourd'hui comme en 1870, des questions de la plus haute gravité s'agitent autour de nous et, malheureusement, je dois dire aussi, en dehors de nous. Qu'il s'agisse de créer de nouvelles facultés, de décréter la liberté de l'enseignement supérieur, personne ne songe à demander à votre expérience, à votre compétence, si des dangers immenses ne sont pas cachés sous de pareils projets. Ces dangers je crois utile de les mettre en lumière, et pour en apprécier l'étendue, pour montrer comment on peut les éviter, nous joindrons à l'expérience personnelle que vous devez à une longue carrière exclusivement consacrée à la médecine, l'expérience acquise par les autres peuples et que nous pouvons nous approprier par l'étude des réformes effectuées à l'étranger dans l'organisation de l'enseignement et de l'exercice de la médecine.

Deux projets attirent en ce moment l'attention du corps médical : la liberté de l'enseignement supérieur, la création de nouvelles facultés de l'État. Or, dans les discussions actuelles sur la réforme et l'organisation de l'enseignement supérieur en France, on oublie trop qu'il faut placer absolument hors cadre et isoler la médecine.

La médecine, en effet, comme enseignement et comme pratique, diffère absolument des autres branches de la science. On peut créer où l'on veut des facultés de droit, des lettres, des sciences, de théologie ; il ne faut pour cela (outre le personnel enseignant nécessaire partout, quel que soit le siége de la Faculté) que de l'argent pour construire des bâtiments, pour ouvrir des salles de cours, pour fonder une bibliothèque; et lorsqu'il s'agit d'une faculté des sciences, pour organiser des musées et des laboratoires. On peut donc placer ces facultés dans des villes de troisième et de quatrième ordre ; il y a même à cela cet avantage que professeur et élèves ne sont pas troublés par l'agitation inséparable des grandes villes.

Pour la médecine il n'en est plus de même : les salles de cours, les bibliothèques, les musées, les laboratoires, l'argent même, ne suffisent plus, il faut pouvoir annexer à la faculté des hôpitaux renfermant un nombre suffisant de malades. On ne peut donc placer une école de médecine que dans une ville importante et dont la population ouvrière et industrielle puisse offrir, dans les maladies ou les accidents qui la frappent, de suffisants sujets d'étude. Paris, Lyon, Bordeaux, Lille, Nantes, Marseille et Rouen sont à peu près les seules villes qui offrent *à cet égard* des ressources suffisantes. La faculté de Montpellier, placée dans une ville qui ne compte que 57 000 habitants, a pu être justement célèbre à une époque où la médecine, se faisant à peu près en dehors du malade, se bornait à discuter de hautes subtilités philosophiques; aujourd'hui elle manque des éléments indispensables à un enseignement clinique sérieux. Quant à la nouvelle faculté de Nancy, il est regrettable qu'on ait transformé une question toute pratique d'organisation en une question de sentiment, et qu'on ait oublié en voulant doter la Lorraine d'une faculté, qu'on ne vivifie pas plus un mort-né qu'on ne fait revivre un cadavre. Pour moi, j'ai la conviction profonde que l'intérêt de la France serait de voir la faculté de Montpellier transférée à Bordeaux et celle de Nancy à Lyon, où elle aurait dû être placée tout d'abord.

Réunir au siége d'une université les cinq facultés, ainsi que le demandent les projets législatifs et le rapport de M. Bert, c'est, ou bien se condamner à réunir seulement dans quelques grands centres les étudiants en droit, en lettres, en sciences, ou bien s'exposer à réduire à l'impuissance la faculté de médecine, si elle était placée, avec l'université, dans des villes de troisième ou quatrième ordre dépourvues de grands hôpitaux. On peut, comme le conseille M. Bert, rechercher pour une faculté de médecine le contact d'une faculté des sciences ; on le peut d'autant mieux que dans beaucoup d'universités étrangères, c'est à la faculté des sciences que se font les cours de chimie, de physique, de botanique, destinés aux élèves de la faculté de médecine ; mais quant au contact des facultés de droit et des lettres avec la faculté de médecine, il me paraît avoir plus d'inconvénients que d'avantages.

Ce rapprochement des facultés existe à Paris, et pour mon compte personnel, je ne vois pas en quoi nos collègues de l'école de droit peuvent m'aider dans mon enseignement et, comme le dit le rapport de M. Bert, « exciter mon émulation ». J'ignore jusqu'au nom de la plupart de ces professeurs, car nos études, nos fonctions, notre profession, n'établissent entre nous aucun point de contact. Le café me paraît être le seul lieu où se fasse la réunion des étudiants en droit ou en médecine; à moins qu'elle ne s'opère dans l'une ou l'autre des écoles quand il s'agit d'y porter le désordre et de troubler le cours d'un professeur, regardé comme trop sévère aux examens.

Les différences entre les facultés ne sont pas moins grandes lorsqu'il s'agit d'examiner la question du titre professionnel ; question grave à laquelle on se heurte tout d'abord dans l'étude des projets concernant la liberté de l'enseignement supérieur et qui, si elle est mal résolue, comme le rapport de M. P. Bert m'autorise à le craindre, peut causer l'abaissement, l'avilissement même de la profession médicale et la mort de bien des malades.

Les titres de docteur ès lettres, ès sciences, en théologie, sont plutôt honorifiques et universitaires que professionnels ; il n'en est plus de même des titres donnés par les facultés de droit et de médecine. Or, supposons qu'on ait accordé la liberté de l'enseignement et commis la faute inouïe de donner à des facultés libres, et même seulement à de *nouvelles facultés de l'État*, le droit de faire des licenciés en droit, des docteurs en droit et en médecine ; supposons (et cette supposition se réaliserait infailliblement) qu'une ou plusieurs de ces facultés donnent trop facilement ces titres *professionnels;* quelles seront les conséquences de cette indulgence ? Elles seront peu graves pour le droit, elles seront désastreuses pour la médecine.

L'avocat inscrit au tableau, grâce à un titre trop libéralement donné, subit le contrôle incessant des collègues qui l'écoutent, des juges qui accueillent ou repoussent ses conclusions, et même, s'il se borne à donner des consultations, il ne pourra longtemps jouir de la faveur imméritée de ses clients, car ceux-ci en perdant leur procès verront qu'ils ont été mal conseillés. Un avocat instruit peut rester dans l'ombre faute d'une occasion qui le mette en lumière ; un avocat incapable, fût-il docteur en droit, verrait à coup sûr se stériliser entre ses mains le titre professionnel qui lui aurait été trop facilement donné.

Pour le médecin, les conditions sont toutes différentes. Pour lui, pas de contrôle ; tout se passe, non plus au grand jour d'un tribunal, mais dans l'intimité, dans le secret d'une chambre de malade. Le résultat de ses soins ne pourra même pas éclairer le client sur leur valeur, car celui-ci, incapable d'apprécier l'action du médecin, tantôt lui imputera à tort la mort d'un parent soigné avec toute la science possible ; tantôt il accablera de sa reconnaissance et de ses louanges un médecin insuffisant dont l'intervention n'aura pu heureusement *empêcher* une guérison survenue malgré une médication inopportune. Le tombeau fait le silence sur les erreurs et l'incapacité du médecin ; l'arrêt du tribunal consacre hautement l'intelligence, le savoir et le talent de l'avocat.

Il est de salut public, du devoir strict de l'État de n'abandonner à personne autre qu'aux juges auxquels il délègue ses droits, et qui agissent en son nom, la mission délicate, difficile, de se prononcer sur la valeur réelle de ceux qui désirent obtenir le droit légal d'exercer la médecine. Confier, ou plutôt abandonner la collation des grades à des facultés libres, c'est *provoquer à l'homicide légal par ignorance*. S'imaginer que les professeurs de ces facultés libres feront toujours preuve d'une juste sévérité, qu'ils ne craindront pas de montrer, par de nombreux refus aux examens, l'insuffisance de leur propre enseignement, c'est témoigner d'une bien faible connaissance du cœur humain.

Adopter l'institution des facultés libres délivrant des diplômes de docteur en médecine, c'est aller au-devant de malheurs irréparables. Donner, comme le veut la loi dont M. Bert est le rapporteur, et qui heureusement n'est encore qu'à l'état de menace, le droit à cinq facultés de faire des docteurs, c'est augmenter le désordre qui règne déjà aujourd'hui, créer le chaos et compromettre gravement la sécurité des malades en les exposant à donner leur confiance à des médecins insuffisamment instruits.

Le droit étant égal pour tous les docteurs, ce titre de docteur, le même pour tous, doit représenter une somme de connaissances sensiblement égale pour tous. Or, on peut être assuré que l'une ou plusieurs de ces cinq facultés attireront vers elles la faveur des élèves, moins par la supériorité de leur enseignement que par l'indulgence des examinateurs. Aujourd'hui même, alors que ces causes d'indulgence n'existent pas, il arrive trop souvent que la sévérité des juges n'est pas égale dans toutes nos facultés, et l'exemple suivant, que le hasard de mes fonctions de juge a placé sous mes yeux et qui peut être exceptionnel, deviendrait la règle avec des facultés multiples conférant le titre à l'exercice professionnel. Je reproduis d'abord le dossier du candidat.

Char... (Antoine), né à J... (Haute-Loire).

Seize inscriptions à Paris, de novembre 1860 à juillet 1866.

Examen	Date	Résultat	Lieu
1er examen, fin d'année.	24 juillet 1861, reçu avec la note....	*satisfait*	A Paris.
2e —	11 août 1862....................	ajourné	
	19 novembre 1862, reçu avec la note.	*satisfait*	
3e —	12 novembre 1863...............	ajourné	
	18 novembre 1864, reçu avec la note :	passable	
1er examen de doctorat..	5 juillet 1866.........	ajourné à six mois	
	12 janvier 1867.........	ajourné à trois mois	
	16 mai 1867...........	Id.	
	5 juin 1869...........	Id.	
	12 août 1869...........	Id.	
	22 décembre 1869, reçu avec la note..	*satisfait*	
2e examen de doctorat..	4 mai 1870....................	ajourné	
	29 mai 1870....................	ajourné	
	13 juin 1871, reçu avec la note....	médiocre	A Montpellier.
3e examen de doctorat..	24 juin 1871, id. id.	médiocre	
4e examen de doctorat..	4 juillet 1871, id. id.	*satisfait*	
5e examen de doctorat..	19 juillet 1871, id. id.	médiocre	
Thèse..............	23 août 1871....................	ajourné	A Paris.
	24 janvier 1872, reçu avec la note...	passable	

Ainsi, ce candidat refusé cinq fois à son premier examen de doctorat, refusé deux fois à son second examen, ayant mis quatre ans pour ne passer avec succès qu'un examen de doctorat (du 5 juillet 1866 au 29 mai 1870), va à Montpellier et là en trente-six jours (du 13 juin au 19 juillet 1871) il passe avec succès quatre examens. Aurait-il donc pendant ce triste hiver de 1870-71 réparé le temps perdu et acquis des connaissances qu'il n'avait pas à Paris? en aucune façon; car le 23 août, juge de sa thèse et constatant qu'il ne connaissait même pas le sujet sur lequel il était sensé avoir écrit, j'ai cru devoir, comme la loi m'y autorise, l'interroger sur les matières de ces examens passés si rapidement à Montpellier, et la nullité du candidat nous imposa le devoir de le refuser. Ayant mieux appris la question faisant le sujet de sa thèse, il a pu être reçu docteur le 24 janvier 1872, avec la note *passable*. Il est certain que si l'on instituait de nouvelles facultés ayant le droit de donner le diplôme professionnel, de pareils candidats, *qui ne devraient jamais être docteurs et qui ne pourraient*, comme je le dirai tout à l'heure, *avoir le titre légal ni en Autriche, ni en Prusse,* ne mettraient pas quatre ans pour n'arriver qu'à satisfaire à un examen, ils trouveraient facilement dans une de ces facultés une indulgence qu'ils ne trouveraient pas à Paris ou dans les autres facultés. Là est le danger de la création des facultés nouvelles, telles que semblent le comporter les projets discutés en ce moment à l'Assemblée nationale. Et cependant, partout en Europe, à l'époque actuelle, la tendance générale est à l'unification du titre donnant droit à l'exercice légal. La Prusse, la Hollande, la Suisse allemande, la Bavière, ont l'examen d'État ; l'Autriche a introduit dans les jurys des facultés des juges n'appartenant pas au corps enseignant et qui, attachés tantôt à une université, tantôt à une autre, établissent ainsi une sorte de parité dans la sévérité des divers jurys. L'Angleterre cherche à réaliser la mise en pratique de l'examen d'État, et poursuit la création de jurys spéciaux formés de juges délégués par l'État et par les corporations enseignantes, ou donnant des titres. Si donc, on croyait devoir augmenter le nombre des facultés, il faudrait, comme je le dirai plus loin, instituer l'examen d'État, en l'appropriant à notre organisation et à la constitution géographique de notre pays.

L'argument sur lequel on s'appuie le plus volontiers pour justifier la création de facultés nouvelles est tiré de la pénurie des secours médicaux, de la décroissance dans le nombre des médecins. Il semble, d'après le rapport de M. Bert, qu'il suffit de créer des facultés pour augmenter proportionnellement le chiffre du personnel médical. C'est là une erreur qu'on est étonné de voir commettre par un savant aussi distingué que M. Bert, et qu'on ne peut s'expliquer que par cette circonstance : que le titre de docteur en médecine n'est, pour notre éminent collègue, qu'un titre honorifique, qu'il a eu la bonne fortune de ne pas devoir utiliser pour l'exercice de la profession.

Une seule cause suffirait déjà pour expliquer la diminution générale du nombre des médecins. Cette cause que les médecins praticiens ne connaissent que trop, c'est que la profession médicale en échange d'une éducation longue et coûteuse, d'une vie d'étude, de travail, de fatigue, de dévouement, ne donne qu'une rémunération insuffisante. Trop souvent, à la fin d'une longue carrière, la mort du médecin prive sa famille du seul capital qui lui avait permis de s'élever et de vivre dans une situation, il est vrai, presque toujours précaire. La multiplication des sociétés de secours mutuels, des caisses de secours, a encore aggravé cette situation en avilissant le prix des visites, et cet avilissement a été rendu possible par le fait de la concurrence des médecins, obligés par la pénurie de leurs ressources pécuniaires à accepter et même à solliciter la clientèle de ces sociétés.

Le rapport de M. Bert et très-probablement ceux au nom desquels il est rédigé semblent croire qu'il suffit seulement, pour donner des médecins aux villages qui en sont dépourvus, d'augmenter le nombre des docteurs en médecine que possède la France. C'est là une erreur complète qu'il importe de combattre. Le nombre des médecins ne pourrait guère être augmenté, par la seule raison qu'il y en a déjà tout autant, sinon plus, que la clientèle ne peut en nourrir, et que dans toutes les professions l'offre est toujours à peu près en rapport avec la demande. Mais supposons un instant que le chiffre actuel soit doublé (ce qui est impossible), les campagnes bénéficieraient-elles de ce surcroît de médecins? en aucune façon. La concentration dans les villes n'en subsisterait pas moins; seulement, l'exagération de la concurrence aurait pour résultat la misère du plus grand nombre. Par suite de l'impossibilité de vivre de leur profession, les plus malheureux y renonceraient pour essayer d'une autre carrière. Chassés des villes, ils ne se rejeteraient pas sur la clientèle rurale et cela pour une seule et bonne raison : c'est que dans presque toute la France, la clientèle exclusivement rurale ne suffit pas à nourrir un médecin.

Il est très-facile en se servant de la statistique, et en divisant le chiffre total des habitants d'un département par celui des médecins qui s'y sont fixés, de montrer que le nombre des médecins est insuffisant; il est plus facile encore de faire de l'élégie et de peindre les malheureux villageois privés de tous secours médicaux; mais pour ceux qui ont étudié la situation vraie, pour ceux qui restent sur le terrain de la pratique et de l'expérience, il est impossible de méconnaître que le bon, mais ignorant villageois, préfère au médecin le rebouteur ou le sorcier du pays; qu'à cette concurrence se joint trop souvent celle du curé, de la bonne sœur, ou de la *dame de château*, presque partout celle du pharmacien; et que le médecin, obligé à de longs déplacements, peu ou pas rémunérés, ne trouverait même pas dans les profits de sa clientèle de quoi nourrir les chevaux nécessaires à l'exercice de sa profession, s'il l'exerçait loin de tout centre important d'habitations et au milieu d'une population clair-semée.

Si le nombre des médecins diminue, c'est parce que la médecine est une carrière qui ne donne pas un revenu en rapport avec le capital argent et le capital travail et intelligence qu'elle exige; parce que c'est une carrière dans laquelle on ne crée de capital réalisable que par l'accumulation des revenus et que les revenus du médecin lui suffisent à peine pour vivre. Le commerçant, l'industriel, s'ils viennent à mourir jeunes, laissent du moins à leurs enfants, dans l'établissement qu'ils ont constitué, un capital réalisable; s'ils vivent, leurs enfants peuvent leur succéder. Au contraire, la mort qui frappe un médecin fait disparaître, avec les revenus, le capital lui-même, et il ne reste le plus ordinairement aux enfants que la gêne et trop souvent la misère. Si le nombre des médecins diminue, c'est parce que beaucoup d'entre eux, et je suis de ceux-là (car la situation que j'ai pu acquérir par le travail n'est point susceptible de transmission héréditaire), souhaitent pour leurs enfants une autre carrière que celle de la profession médicale, telle du moins que l'a faite en France une déplorable organisation.

A cette cause générale, s'en joignent d'autres spéciales à certaines régions de la France, et qui expliquent à la fois la pénurie des docteurs et le grand nombre relatif des officiers de santé. Dans les pays industriels, dans le nord de la France par exemple, les jeunes gens appartenant à des familles pouvant faire les sacrifices pécuniaires qu'exigerait l'étude de la médecine, se gardent bien d'embrasser une profession trop souvent ingrate et qui ne peut guère laisser espérer la fortune. Élevés au milieu de l'industrie et du commerce, ils prennent de préférence les carrières industrielles et commerciales. Au contraire ceux dont les familles n'ont pu faire les frais d'une éducation universitaire, et qui n'ont pas non plus les capitaux nécessaires pour se créer un établissement, se dirigent assez volontiers vers les professions médicale et *sacerdotale*, et faute de posséder le baccalauréat se contentent d'autant plus facilement du titre d'officier de santé, que les habitants du nord de la France ne font pas assez de différence entre un officier de santé et un docteur. Telle est l'explication d'une situation qui a paru si étrange au rapporteur de la loi sur la création de facultés nouvelles. Croire qu'en multipliant les facultés on augmentera fatalement le nombre des médecins, c'est méconnaître l'état réel des choses; croire, comme l'a cru M. Bert, que si des villes de 12 à 15 000 habitants n'ont pour médecin qu'un officier de santé, cet état de choses tient à l'insuffisance numérique des médecins dans le département, c'est prouver qu'on méconnaît absolument la situation du corps médical en France. La difficulté pour un jeune médecin de découvrir un endroit où il puisse avoir l'espoir de s'établir avec quelque chance de succès est si grande, qu'on doit soupçonner de prime abord que si une ville de 15 000 habitants n'a qu'un médecin, c'est que cette ville offre des conditions telles, qu'il n'y aurait pas pour un second médecin l'espoir, ou même la possibilité, d'y gagner de quoi vivre (1).

(1) La ville d'Halluin, ville du département du Nord, canton de Tourcoing, et comptant 10 803 habitants, est une de celles que cite en particulier le rapport de M. Bert, comme ne renfermant qu'un seul officier de santé et pas un seul docteur, situation sur laquelle s'appuie à plusieurs reprises l'honorable député pour mieux faire ressortir la pénurie des médecins dans le département du Nord. Or, voici la véritable situation à cet égard; elle permettra d'apprécier la valeur de l'argument. Halluin est une sorte de grand village renfermant de nombreuses fabriques de tissage et dont la population est presqu'exclusivement ouvrière. Halluin est situé sur l'extrême frontière, à un ou deux kilomètres au plus de la ville belge de Menin, qui possède six médecins, bien que sa population soit peu importante. Dans la classe aisée on consulte les médecins de Menin, ou l'on appelle ceux de Tourcoing, et dans les cas graves un médecin de Lille. Il y a peu de temps encore, Halluin comptait, non pas un, mais quatre médecins, MM. Cassette, Béc...., Dub...., et X..., plus un pharmacien, donnant, comme d'ordinaire, des consultations, et une sage-femme. Le premier médecin est mort, les

Pour augmenter en France le nombre des docteurs, on croit nécessaire ou du moins utile de créer de nouvelles facultés, par cette raison que la suppression de lointains déplacements engagerait un plus grand nombre de jeunes gens à entreprendre l'étude de la médecine. C'est sur cet argument que repose principalement le rapport de M. Bert. Or, les chiffres et les tableaux statistiques fournis à M. Bert par le ministre de l'instruction publique, et publiés par lui dans son rapport, infirment précisément toute sa thèse. Si la proximité d'une faculté avait pour effet d'augmenter le nombre des médecins, nous devrions trouver la proportion la plus favorable dans les départements qui avoisinent Paris, Montpellier et Strasbourg. Qu'existe-t-il à cet égard? La Seine et l'Hérault présentent, il est vrai, une proportion exceptionnelle, mais Paris doit être mis à part, et quant à l'Hérault, on comprend que l'existence seule de la faculté de Montpellier, en fixant dans cette ville un nombreux personnel de 41 professeurs et agrégés libres ou en exercice, change toutes les conditions ordinaires, car Montpellier avec ses 74 docteurs en médecine compterait 1 docteur pour 800 habitants environ. Quant aux départements qui avoisinent Paris, Montpellier et Strasbourg, leur dénombrement réfute l'argument de M. Bert, car les départements de Seine-et-Marne, Seine-Inférieure, Eure, Eure-et-Loir, Somme, Pas-de-Calais et Nord assez voisins de Paris; les départements de l'Ardèche, de l'Ariége, de la Lozère, des Hautes-Alpes, de la Drôme, qui avoisinent Montpellier; ceux du Haut-Rhin, de la Meurthe, de la Moselle et des Vosges, qui entourent Strasbourg, sont précisément, si l'on en excepte la Bretagne, ceux qui comptent la moindre proportion de docteurs en médecine; tandis que la proportion la plus favorable se rencontre dans les départements du centre et du sud-ouest les plus éloignés des trois facultés.

Il y a plus, si la théorie, si l'argument de M. Bert, étaient fondés, on devrait trouver dans chacune des trois facultés les élèves appartenant aux départements voisins. Or, il n'en est rien, et le rapport même de M. Bert nous montre que dans l'Aveyron (29 contre 20), le Tarn (23 contre 6), Haute-Garonne (52 contre 6), Ariége (13 contre 5), l'Aude

deux autres sont partis, faute de gagner de quoi vivre, et à un moment on aurait pu dire qu'Halluin, malgré ses 10 803 habitants, était privé de médecin, car le dernier, M. X..., ne gagnant presque rien, s'était fait fabricant de toiles; et si aujourd'hui il y a un médecin, c'est que pour des motifs dont nous n'avons pas à nous enquérir, le fabricant de toiles se livre de nouveau à la pratique de la médecine. Quant à la cause de cette pénurie de médecins, elle n'est que trop simple. Un accouchement, à Halluin, dans la classe ouvrière, est coté 5 francs, payables 50 centimes par semaine; et 9 fois sur 10 on ne perçoit les 50 centimes que pendant deux ou trois semaines. Un accouchement pour 5 francs et souvent pour 1 franc 50! qu'on s'étonne après cela de ne pas trouver de médecins et surtout de docteurs!

(12 contre 10), le plus grand nombre des étudiants en médecine appartient à la Faculté de Paris et non à celle de Montpellier.

Toutefois, d'après M. Bert, « une assez forte proportion de ces élèves revient chaque année recevoir de la faculté de Montpellier un grade dont l'origine est justement honoré dans les régions du Midi ». Ici, il y a plus qu'une erreur d'appréciation, il y a une erreur de fait. Le nombre des élèves passant leurs examens à Montpellier et venant à Paris passer leur thèse, afin d'avoir le titre de docteur de Paris, fût tel, il y a quelques années, que l'administration s'opposa à ces permutations et décida qu'elles ne pourraient avoir lieu que sur une autorisation spéciale du ministre.

Quoi qu'on dise, quoi qu'on fasse, Paris attirera toujours les élèves en médecine par les éléments d'instruction que renferment ses hôpitaux, et aussi pour d'autres raisons que je ne puis développer, parce qu'elles vous sont personnelles. M. Bert, après avoir établi qu'il faut pour que les nouvelles facultés soient prospères, qu'elles comptent de 6 à 700 élèves, estime qu'elles arriveront à acquérir cette clientèle. Je doute fort, pour ma part, que la faculté de Montpellier, qui n'en compte guère que 400, conserve même le quart de ce chiffre si l'on crée une faculté à Lyon; et que celle-ci arrive à plus de 300 élèves si l'on conserve la faculté de Montpellier. Les facultés ne couvrant pas leurs frais, il faudra que l'État leur vienne en aide et ce sera, comme aujourd'hui, au détriment du budget de notre faculté ; car nous versons de l'argent au trésor, nous sommes une source de revenus, alors que nous ne pouvons pas faire les dépenses les plus indispensables qu'exigeraient les besoins de notre enseignement. Ce qu'il importe, c'est non pas d'avoir beaucoup de facultés, c'est d'en avoir de bonnes, et loin de vouloir multiplier le nombre des écoles de médecine, je voudrais, au contraire, en voir restreindre le nombre par la suppression des écoles secondaires. Nous ne pouvons oublier que pour faire une école de médecine, il faut ce que je pourrais appeler le matériel d'enseignement, c'est-à-dire l'hôpital et les malades qu'il renferme ; il faut aussi un personnel de professeurs, personnel qu'on n'improvise pas, et qui aujourd'hui ne me paraît pas numériquement suffisant.

M. Bert a laissé à peu près complétement de côté une partie importante de la question : quel sera le sort des écoles secondaires de médecine ? Si l'on crée une faculté à Lyon et à Bordeaux, on réduit presque à l'impuissance la faculté de Montpellier; on frappe de mort les écoles secondaires de Clermont, Grenoble, Limoges, Poitiers, Toulouse et peut-être quelques autres encore. Notre organisation n'est pas seulement défectueuse, elle est mauvaise, et si l'on veut y toucher, il faut la réformer dans son ensemble.

Quelle est aujourd'hui cette organisation ? A côté de trois facultés donnant le titre de docteur, nous avons 21 écoles secondaires, ce qui fait pour la France 24 écoles de médecine! Ces écoles secondaires n'ont pas le droit de faire des docteurs, elles ne peuvent conserver utilement les élèves que jusqu'au quatorzième trimestre d'études, et ces quatorze trimestres ne valent aux élèves de ces écoles que douze inscriptions de faculté. Or, il faut avoir le courage de dire la vérité, malgré la certitude de déplaire à nos collègues de la province : un grand nombre de ces écoles sont détestables et l'enseignement y est complétement insuffisant. Le matériel d'enseignement est dans quelques-unes absolument nul ; le personnel enseignant est presque partout composé de praticiens instruits et honorables, mais qui n'ayant et ne pouvant avoir que des appointements insignifiants, n'ayant rien à attendre de la science et attendant tout de la clientèle civile, ont forcément pour principale sinon même pour unique préoccupation l'exercice de la profession. On parle beaucoup des facultés et des universités allemandes ; il n'y a pas de rapprochement possible, ne serait-ce qu'au point de vue du personnel enseignant, de la valeur et du nombre des travaux scientifiques sortant de ces universités et de nos écoles secondaires.

En Allemagne, le professorat est une carrière. L'élève ne paye pas comme en France une somme fixe pour avoir le droit de suivre tous les cours, il s'inscrit au secrétariat de la faculté pour suivre les cours qui lui paraissent les mieux faits et les plus utiles ; cet argent va au professeur par l'intermédiaire de l'administration de l'école et constitue pour lui, outre les appointements fixes, une source parfois très-importante de revenus. Mais, pour arriver à ce résultat, le professeur joint au cours public (*publicum*), des cours particuliers (*privatum*, *privatissimum*), il ne fait que de l'enseignement et de la science. L'élève constituant sa clientèle, le *privat-docent* s'efforce, par le travail, d'acquérir la notoriété qui, avec l'augmentation du nombre des élèves, lui vaudra l'augmentation de ses ressources pécuniaires et l'espoir d'être appelé, par les suffrages de ses pairs, à aller occuper dans une faculté d'abord peu importante une chaire de professeur devenue vacante. Plus tard, il a l'espoir d'arriver par le travail, la notoriété et le choix de ses pairs, professeur à Vienne, à Berlin, à Leipzig. Si le professeur quitte la ville où il professait d'abord, un bon nombre de ses élèves le suivent, et cette ville, il la quitte d'autant plus facilement qu'il n'a pas le souci d'abandonner en même temps une clientèle de malades qu'il ne retrouverait peut-être pas dans sa nouvelle résidence. Aussi voit-on les professeurs passer facilement d'une ville ou même d'un pays dans un autre : comme Griesinger et Billroth, passés de Zurich, l'un à Leipzig, l'autre à Vienne.

En France, il n'en est plus de même ; on ne vit ni à Paris, ni en province avec les appointements de professeur ; il faut donc se créer d'autres ressources, et ces ressources la clientèle seule les fournit au détriment de la science. Le professorat, dans les écoles secondaires, ne pouvant être une carrière, le personnel enseignant ne peut se recruter que parmi les médecins de la ville où est placée l'école. Le titre de professeur n'est pour les titulaires qu'une recommandation auprès de la clientèle et un moyen de primer leurs collègues, étrangers à l'école, ou n'y ayant que des fonctions de professeur adjoint ou suppléant. Qu'on transforme en facultés quelques-unes de nos écoles secondaires, la situation restera la même. Peut-être quelques-uns de nos jeunes agrégés consentiront-ils à aller y occuper des places de professeurs de clinique ; mais sauf ces exceptions qui, si elles existent, seront très-rares, ce sera toujours parmi les médecins de la ville qu'on pourra seulement recruter le personnel de la faculté et de l'école. Un professeur de l'école de Lille ou de Reims ne consentirait pas à se rendre à Lyon, puisqu'il perdrait dans ce déplacement sa clientèle de malades, la seule partie vraiment importante de ses ressources.

En résumé, je suis énergiquement opposé à la création de nouvelles *facultés*, c'est-à-dire d'*écoles ayant le droit de faire des docteurs*, en raison des dangers que j'ai signalés plus haut, dangers déjà grands avec des *facultés de l'État* trop multipliées, dangers immenses avec des *facultés libres*. Mais, si au lieu de créer des facultés, on crée des écoles *de plein exercice*, pouvant donner l'instruction médicale *complète*, mais ne pouvant donner le titre professionnel que pourrait seul conférer l'examen d'État, organisé comme je le dirai plus loin, je crois qu'il y aurait avantage à multiplier ces écoles (semblables sous le rapport de l'enseignement à nos facultés), pourvu qu'elles ne soient pas trop nombreuses et qu'elles soient placées dans des villes offrant, avec une nombreuse population ouvrière, des ressources réelles pour l'étude de la médecine. Lyon, Bordeaux, Nantes, Toulouse, Lille, avec la faculté de Montpellier (puisqu'elle existe), devenant une école de plein exercice, avec Paris formant avec ses agrégés une école de même ordre, et par ses professeurs une école de perfectionnement, présenteraient les conditions requises et suffiraient à l'éducation médicale PROFESSIONNELLE de la jeunesse française. Cette organisation aurait pour résultat de diminuer le nombre des élèves fréquentant l'école de Paris. Ce résultat serait avantageux pour ceux qui ne sont encore qu'au début de leurs études; car, pour les autres, Paris quoi qu'on puisse dire et faire, restera toujours, par les ressources multiples de ses hôpitaux, par l'expérience et le savoir du personnel hospitalier et du personnel enseignant, la ville où l'on pourra le mieux acquérir des connaissances médicales sérieuses et complètes. Quant aux écoles secondaires, je ne connais qu'une seule mesure à prendre à leur égard : leur suppression, du moins comme écoles subventionnées par l'État.

DE LA LIBERTÉ DE L'ENSEIGNEMENT DE LA MÉDECINE.

Nous avons trop souvent en France le défaut grave de nous payer de mots sans nous rendre compte des idées que le mot représente et résume, et nous adoptons une idée générale sans rechercher s'il y a un moyen pratique de réaliser cette idée. Le mot de liberté de l'enseignement a presque fait une révolution dans les esprits, sans qu'on se soit donné la peine d'établir nettement ce qui caractérisait cette liberté, par quelles mesures l'idée pouvait passer dans le domaine des faits.

On parle beaucoup de la liberté de l'enseignement à l'étranger; on cite même assez volontiers l'Allemagne, ce qui prouve une fois de plus avec quelle facilité on parle en France de ce qu'on ne connaît pas (1). Non, il n'existe pas en Allemagne, non il n'existe nulle part en Europe de facultés, d'écoles libres donnant le titre légal à l'exercice de la médecine. S'il existe en Belgique des facultés libres, à Bruxelles et à Louvain, elles ne confèrent le titre légal qu'avec la participation des facultés de l'État, par des examens d'État, surveillés, contrôlés par un président représentant l'État et n'appartenant pas au corps enseignant. Si malheureusement elles peuvent *isolément* donner le titre *scientifique* de docteur, ce titre *qui ne donne pas le droit de pratique en Belgique*, ce titre avili par la facilité avec laquelle on le délivre, est surtout recherché par des charlatans français ou étrangers, ou par des officiers de santé français, peu scrupuleux, qui se servent de la similitude du mot et de l'indulgence de nos magistrats pour faire précéder leur nom de ce titre de docteur qu'ils n'ont pas le droit de porter, qu'ils n'ont pas acquis en France et qui ne leur confère même pas en Belgique le droit de soigner un malade. Le système belge est accueilli avec faveur en France par beaucoup de personnes qui ne

(1) En 1870, je fus appelé devant la commission, dite de l'enseignement supérieur, en compagnie de mon collègue, le docteur Jaccoud, pour donner des renseignements sur l'organisation de l'enseignement supérieur à l'étranger (mais non, ainsi qu'on eut soin de nous le dire, pour donner notre appréciation sur cette organisation). A la première séance, après nous avoir remercié d'avoir bien voulu nous rendre à l'appel de la commission, le président, M. Guizot, s'exprima ainsi : « Ma première question sera celle-ci : Veuillez nous dire comment les établissements d'enseignement supérieur libres fonctionnent en Allemagne à côté des établissements d'enseignement officiel. » Lorsque j'eus répondu : « Monsieur le président, il est impossible de répondre à votre question, car il n'existe en Allemagne aucun établissement libre d'enseignement supérieur », l'étonnement des membres de la commission me prouva qu'ils ignoraient les premiers éléments de l'organisation de l'enseignement supérieur à l'étranger, bien que cette organisation dût être le point de départ des réformes qu'ils étaient appelés à effectuer en France.

l'ont certainement pas vu fonctionner et qui se rendent un compte inexact des résultats fâcheux qu'il amène, malgré la présence du président désigné par le gouvernement. La loi de 1857, qui a créé ces jurys, spécifie (art. 39) que le candidat appartenant à une faculté doit être interrogé oralement par le juge appartenant à la même faculté. Ce juge est naturellement indulgent, et son collègue de l'Université rivale siégeant à côté de lui s'exposerait, en se montrant sévère, à une accusation de partialité, à une discussion pénible, vive peut-être, avec son collègue du jury, et le résultat de cette organisation est une indulgence excessive. C'est par les fruits qu'on connaît la valeur de l'arbre.

Il existe en Belgique un certain nombre de médecins en possession d'une juste célébrité. La faculté de Louvain possède elle-même un chirurgien éminent, M. Michaux, que notre Académie de médecine et notre Société de chirurgie comptent parmi leurs membres correspondants; mais ces savants distingués se sont formés sous l'empire d'une autre législation, et l'organisation actuelle de la Belgique a eu pour résultat un affaiblissement marqué dans le niveau des études et l'absence de plus en plus grande de travaux scientifiques émanant de la jeune génération médicale belge.

La Hollande possède une sorte d'université libre à Amsterdam, mais cette école « municipale » n'a pas le droit de délivrer des titres scientifiques et encore moins des diplômes donnant droit à l'exercice de la médecine.

L'Italie compte quatre facultés libres à Camerino, Ferrare, Pérouse, Urbino; mais, non-seulement elles ne peuvent pas comme les facultés royales donner le titre professionnel, elles ne peuvent même pas conserver les élèves jusqu'à la fin de leurs études et ceux-ci, pour être docteurs, doivent au moins passer les deux dernières années dans une université de l'État.

Il est cependant un pays où existe la liberté de l'enseignement, liberté comme quelques-uns la demandent pour la France, c'est-à-dire allant jusqu'à la collation des grades et allant même jusqu'à la liberté de pratiquer la médecine sans avoir fait d'études médicales; ce pays, c'est la république des Etats-Unis. Titres vendus au rabais, non plus seulement sur place, mais par l'intermédiaire de commis-voyageurs, comme le sieur Van Yver; voilà ce qu'a produit ce merveilleux système qui doit, au dire de quelques personnes, régénérer la science médicale française. Que les partisans de la liberté de l'enseignement méditent les faits consignés dans la première partie de ce rapport et qu'ils demandent, s'ils l'osent, la liberté comme en Amérique, puisque c'est là seulement qu'existe la liberté complète de l'enseignement supérieur.

Cette croisade, entreprise en faveur de la liberté de l'enseignement supérieur, est une œuvre de parti, et l'on comprend que le parti clérical, dont les idées sont si opposées à celles de la civilisation moderne, veuille continuer dans l'enseignement supérieur la propagation des doctrines inculquées à la jeunesse dans l'enseignement primaire et secondaire. Que les idées religieuses puissent intervenir dans l'enseignement de la philosophie, on le conçoit facilement, puisqu'il ne s'agit que de théorie pure; on comprend déjà plus difficilement qu'elles interviennent dans l'étude du droit, puisque, après tout, le code est la règle uniforme pour tous; mais ce que je ne puis comprendre, c'est qu'elles interviennent dans les sciences et surtout dans la médecine. Quelle que soit la religion du médecin, et nous avons parmi nos élèves des catholiques, des orthodoxes, des protestants, des israélites, des mahométans et d'autres encore venus de l'extrême Orient, pour tous elle ne change rien ni au diagnostic, ni au traitement d'une maladie; le protestant ne donne pas pour caractéristique de la pneumonie le râle sibilant, tandis que le catholique lui attribue le râle crépitant; on ne fait pas une amputation par un procédé différent suivant la religion du chirurgien ou du malade. Il y eut, il est vrai, au VIe siècle, une médecine et une pharmacie catholiques. Pour donner à un médicament toute sa valeur, il fallait dire à voix basse : *Deus Abraham, Deus Isaac, Deus Jacob, huic pharmaco vires largiatur* (AETIUS, *Tetrab.*, IV, *Sermo*, III, *caput*, 14). Pour guérir un malade, chez lequel un corps étranger s'était arrêté dans le pharynx ou l'œsophage, il fallait se placer devant le patient et dire : *Egredire, os, si tamen os, aut quidquid tandem existis* (excellente manière de se mettre à l'abri des erreurs du diagnostic) ; *quemodmodum Jesus Christus ex sepulchro Lazarum eduxit, et quemadmodum Jonam ex ceto. Atque apprehenso agri gutture dic : Blasius martyr et servus Christi dicit, aut ascende aut descende.* » (AETIUS, *Tetrab.*, II, *Sermo* IV, *caput* 50.) Si c'est cette médecine-là qu'on se propose d'enseigner dans les facultés catholiques, les études seront singulièrement simplifiées, mais leurs élèves auraient peu de succès dans la pratique, car il est à croire que les malades préféreront un médecin ayant confiance dans une pince œsophagienne bien maniée et non dans le secours du martyr Blaise. La science a pour base l'observation et l'expérience; la science, qui est la vérité recherchée, discutée, démontrée, n'a rien de commun avec les religions si diverses qui se partagent le monde et qui toutes ont pour base, à des degrés divers, la foi et l'absence de démonstration. La science et les religions sont par nature et doivent rester absolument séparées, c'est en cela que je ne puis arriver à concevoir l'intervention des théories religieuses dans la pratique de la médecine, un enseignement médical différant suivant la religion de l'élève, et je ne sache pas que mon très-éminent collègue et ami, le docteur Michaux, professeur à la faculté de médecine de Louvain, ait en chirurgie une pratique et des doctrines différentes des nôtres.

J'ai parlé plus haut des dangers qu'offrirait la multiplicité des facultés de l'État, j'en ai donné des preuves matérielles; ces dangers seraient bien plus grands encore avec des facultés libres; car, après tout, le professeur de l'université n'a qu'un intérêt moral à avoir de nombreux élèves, tandis que ceux des facultés libres auraient un intérêt matériel, pécuniaire, à attirer les élèves; et, le meilleur moyen de les attirer serait une indulgence, même excessive, aux examens. Ainsi que je l'ai dit plus haut, en rappelant dans quelles conditions s'exerce la profession médicale, en montrant à quel point elle échappe à tout contrôle, à toute appréciation exacte de la part du public, accorder à des facultés libres le droit de donner le titre professionnel, c'est *autoriser légalement l'homicide par ignorance.*

D'autres personnes entendent d'une façon plus singulière encore la liberté de l'enseignement supérieur, et nous avons vu émettre cette idée étrange : que tout individu possédant le titre de docteur devrait avoir le droit de venir, dans l'enceinte même de la faculté, professer la médecine, en concurrence avec les professeurs de l'enseignement officiel. Soutenir une pareille thèse, c'est ne pas savoir que ce droit serait surtout revendiqué par la tourbe des charlatans, qui en profiteraient pour attirer sur eux l'attention, pour se parer du titre de professeur, titre jusqu'ici respecté en France, et pour surprendre la confiance de leurs dupes. Ici encore on a beaucoup parlé de l'Allemagne, bien que la liberté de l'enseignement n'y existe pas plus pour les personnes que pour les corporations, à la manière, du moins, dont on l'entend en France. L'Autriche et la Prusse ont ce qu'on appelle, en Allemagne, la liberté d'étudier et de professer (*Lehr-und Lernfreiheit*). Mais ce qu'on ignore trop en France, c'est la manière dont on entend ce mot : liberté. L'élève est libre de suivre les cours qui lui paraissent les mieux appropriés à ses besoins. Quant à la liberté d'enseigner elle est représentée par l'institution des *privat-docenten*. Mais, le *privat-docent* n'est pas un homme qui se fait professeur de son autoritée privée; il n'est admis à professer qu'après avoir subi des épreuves spéciales devant la faculté; il fait partie du personnel officiel de l'université; son enseignement est un enseignement officiel, soumis à l'approbation de la faculté, à la surveillance du doyen, complétant l'enseignement donné par les professeurs ordinaires et extraordinaires. On ne tolèrerait *nulle part* à l'étranger qu'on puisse dans l'enceinte de la faculté, jeter le ridicule sur son enseignement et sur son personnel, et se servir de l'autorisation de professer pour faire appel à la clientèle au moyen d'affiches, annonçant des cours qu'on ne fait pas ou qui se bornent à quelques leçons. Aussi, cette campagne entreprise en France non-seulement en faveur de la liberté de l'enseignement, mais surtout contre l'enseignement officiel, a-t-elle causé à l'étranger un profond étonnement. Nulle part la voie de l'enseignement *officiel*, l'accès aux situations *officielles*, comme médecin ou comme chirurgien d'hôpital, n'est plus largement ouverte à tous qu'en France. Ce n'est ni par droit de naissance, ni par la faveur des gouvernements, c'est par le concours qu'on arrive interne, aide d'anatomie, prosecteur, médecin, chirurgien d'hôpital, agrégé de Faculté; on n'acquiert les situations médicales officielles que par l'intelligence et par le travail; ceux-là mêmes qui attaquent les hommes et les choses constituant les corps officiels de la médecine *ont presque tous essayé d'en faire partie*, et ils ne doivent leur échec qu'à l'imperfection de leurs connaissances ou à l'insuffisance de leur travail. Montrer les lacunes, les desiderata de l'enseignement officiel, réclamer pour le corps enseignant officiel une liberté plus complète d'action (la liberté qui lui manque non pas même de pratiquer, mais seulement de proposer les réformes qui lui paraissent indispensables), c'est faire une chose juste et utile; croire que l'enseignement libre, confié à ceux qui n'ont pu, par leurs capacités, faire partie du corps dit officiel, donnera de meilleurs résultats que ceux que donnerait ce corps mis en possession des moyens d'action dont il est malheureusement dépourvu, est une erreur complète. Appliquer comme une tache, comme une marque d'impuissance, d'insuffisance et d'infériorité l'épithète d'*officiel* aux hommes et aux institutions, c'est obéir à cet esprit, fatal pour la France, qui conduit à regarder le gouvernement, *quel qu'il soit*, comme l'ennemi public et à considérer comme désintéressés, indépendants et comme dignes d'estime ceux-là seuls qui font opposition aux institutions légales et aux hommes qui les dirigent.

DU JURY D'ÉTAT.

Si je suis l'ennemi acharné et convaincu des facultés libres *pouvant donner le titre professionnel*, je suis tout prêt à accepter le principe de la liberté de fonder, sous certaines conditions, des facultés libres. Qu'elle réussisse ou non, l'expérience peut être tentée sans dommage; mais *à la condition expresse, absolue, que l'on instituera l'examen d'État* et que le titre professionnel, aussi bien pour les facultés de l'État que pour les facultés libres, sera donné par un jury nommé par le ministre compétent, agissant au nom de l'État et conférant au nom de l'État un droit que l'État, en qualité de représentant légal de la société formée par la réunion des citoyens français, a seul le droit de donner.

Ainsi qu'on peut le voir en parcourant la première partie de ce rapport, l'examen d'État existe en Bavière, dans la Confédération de l'Allemagne du Nord, en Hollande, et dans les cantons allemands de la Suisse (et à peu près en Belgique avec les jurys combinés). Seule, l'institution du jury d'État permet de multiplier avec plus d'avantages que d'inconvénients le nombre des facultés; seule elle pourrait permettre de faire sans grand péril l'expérience de la liberté de l'enseignement supérieur en laissant se créer partout où on le voudra des écoles de plein exercice, libres, municipales, cléricales, libérales, peu importe. Supposons que la loi autorise la création facultative des écoles de plein exercice à la condition que ces écoles aient pour professeurs des docteurs ès sciences médicales (je m'expliquerai plus loin sur ce titre), et qu'elles aient aussi comme annexe un hôpital renfermant au moins deux cents lits — à l'exclusion des lits d'hospice, c'est-à-dire sans compter ceux occupés par des vieillards, des infirmes, des aliénés, des orphelins etc. Supposons que ces écoles aient comme celles de l'État le droit de donner après une durée spécifiée d'études médicales et des examens, dont le nombre et la nature seraient également fixés par la loi, un titre scientifique ne donnant en aucune façon droit à la pratique, celui de *licencié en médecine*, par exemple (l'expression *docteur* ayant dans l'esprit de nos concitoyens une acception qu'il est impossible de modifier et qui entraîne l'idée d'un médecin praticien). Supposons enfin que ce titre *sans valeur professionnelle*, donne seulement à celui qui l'a obtenu le droit de se présenter à *l'examen d'État*, afin d'obtenir par cet examen, avec le titre de docteur en médecine, le droit à la pratique de la profession ; quelles seraient les conséquences de cette organisation? Elles sont faciles à prévoir. Il en serait de toutes ces écoles de médecine comme des écoles préparant les candidats à Saint-Cyr ou à l'École polytechnique. La réception au doctorat devant le jury d'État serait le *criterium* de la valeur d'une école. Celles qui verraient beaucoup de leurs élèves reçus au doctorat seraient en possession de la faveur publique et seraient suivies par les étudiants; celles dont les élèves n'éprouveraient que des échecs périraient faute de clientèle, ou se réformeraient. C'est à l'émulation due à l'institution du jury d'État qu'est dû l'ardeur au travail qui règne dans les facultés allemandes; d'autant plus qu'à l'honneur de compter beaucoup d'auditeurs, se joint, pour le professeur (je continue à insister sur ce point), le bénéfice pécuniaire que lui procure le payement de ses leçons par les élèves inscrits à son cours.

Mais que peut, que doit être ce jury d'État? comment doit-il être composé? où, quand, comment devra-t-il fonctionner? Comme l'expression : liberté d'enseignement, l'expression : jury d'État a fait fortune en France, mais sans que personne ait bien spécifié ce qu'il fallait entendre par ces mots. Ceux-là mêmes qui proposent le jury d'État refusent d'entrer dans l'examen des procédés d'exécution, et se bornent à dire : c'est là une question de détail; on verra plus tard. Ce n'est pas ainsi qu'on fait de la pratique et de l'organisation.

La première question qui se présente est celle-ci : Comment sera composé ce jury? sera-t-il formé seulement de professeurs, ou seulement de personnes étrangères à l'enseignement; ou bien des uns et des autres dans de certaines proportions? Je repousse pour ma part les jurys composés uniquement de professeurs, parce que l'examen d'État doit servir à contrôler l'enseignement des facultés et des écoles de médecine. Je repousse les jurys composés uniquement de médecins étrangers à l'enseignement, parce que pour les examens de physiologie, d'anatomie, de médecine et de chirurgie théoriques, il n'y a guère qu'un professeur qui puisse être au courant de la science; je crois qu'il faut, comme cela se fait en Bavière, en Prusse, en Suisse, en Hollande, que le jury soit composé de professeurs et de médecins non voués à l'enseignement. Depuis 1866, époque à laquelle j'ai cherché à provoquer ce progrès en France, on m'oppose cette objection, que la fonction de juge exige des qualités spéciales que le professeur possède presque seul. Or, il ne faut pas oublier qu'il s'agit de constater si le candidat possède les connaissances nécessaires à la pratique professionnelle, on n'a pas à lui demander de faire preuve d'une grande érudition; la partie importante de l'examen sera l'épreuve de clinique, et sur ce point nous possédons heureusement en France un assez grand nombre de médecins et de chirurgiens, dirigeant avec talent des services hospitaliers, pour qu'on ne soit pas en peine de trouver d'excellents juges, en nombre suffisant. Du reste, aujourd'hui même il n'en est pas autrement; les agrégés des facultés de médecine sont examinateurs, et il faut bien reconnaître que grâce à une mauvaise organisation de nos écoles, ils n'ont de professeur que le nom, sans les fonctions. Qui a jamais eu l'idée d'exiger la qualité de professeur pour être juge des concours pour le bureau central des hôpitaux de Paris? Or, il est bien plus facile de s'assurer de la capacité d'un simple aspirant au doctorat, que de décider à quel candidat doit appartenir la place de médecin ou de chirurgien d'hôpital mise au concours. L'objection basée sur cet argument est donc sans valeur suffisante.

Pour que le titre de docteur eût toujours une valeur sensiblement égale, il faudrait que ce jury fût central et unique. C'est ce qui existe en Hollande, en Bavière; mais en France, l'étendue du territoire rend cette centralisation à peu près impossible. Je crois que l'examen d'État, dans la manière de régler les épreuves cliniques, doit être calqué sur l'organisation bavaroise et prussienne; mais on ne peut imposer à tous les candidats un voyage et un séjour de douze à quinze jours au moins à Paris. Or, comme il faut pour cet examen avoir à sa disposition un grand nombre de malades, Paris, Lyon, Bordeaux, devraient être les trois villes où se passerait l'examen d'État. Ajoutons que ces villes, outre leur personnel de professeurs, comprennent un assez grand nombre de médecins et de chirurgiens distingués, pour qu'on puisse y constituer un jury local, auquel on n'aurait qu'à adjoindre, outre le président délégué par le ministre, deux ou trois juges venant d'une ville autre que celle dans laquelle siége le jury. Pour Paris, cette adjonction serait inutile, car le corps médical des hôpitaux suffirait largement à la constitution du jury. Les mutations opérées entre les juges étrangers à la ville, siége de la session d'examen, suffiraient, comme en Prusse et en Autriche, à déterminer une parité assez exacte dans l'indulgence et la sévérité des divers jurys.

Toutes les épreuves constituant l'examen devraient être passées dans une même session, et deux sessions par an, l'une du 1er août au 15 septembre, l'autre du 1er avril au 1er mai, suffiraient à faire tous les examens. En comptant par an six cents candidats, il faudrait pour la session d'août : 27 juges à Paris, 6 à Lyon, 6 à Bordeaux, chiffre qu'il faudrait doubler si l'on relevait ces juges de leurs fonctions après trois semaines. Trois des juges pour Bordeaux et Lyon, neuf pour Paris, seraient chargés des examens d'anatomie et de physiologie.

Voici comment je comprendrais ces examens. Trois jours seraient d'abord consacrés à l'examen théorique et pratique d'anatomie et de physiologie. Puis viendraient les examens de médecine et de chirurgie. Chaque série se composerait de neuf candidats, ayant pour juges trois examinateurs : un médecin, un chirurgien, un accoucheur. Les examens de clinique dureraient six jours. Les neuf candidats seraient divisés en trois séries. Le premier jour on désigne aux neuf candidats réunis à l'hôpital les deux malades de médecine et de chirurgie qu'ils ont à examiner et dont ils doivent suivre la maladie. Ils les interrogent, et prennent l'observation, qu'ils remettent à l'un des juges. Chaque matin ils se rendent à l'hôpital et continuent leurs observations, sous la surveillance des juges, qui interrogent le candidat sur les modifications survenues depuis la veille et sur le traitement applicable. Le soir, la première série passe, pendant deux heures, l'examen théorique et les deux autres séries de trois élèves sont interrogées les deux jours suivants. Dans la matinée du lendemain, après avoir visité les malades dont ils doivent suivre l'observation, la première série reçoit des juges la désignation de deux malades, l'un de médecine, l'autre de chirurgie. Ces élèves les examinent ; puis sous la surveillance d'un employé et sans s'aider de livres ni de conseils, ils rédigent une consultation sur ces malades. Deux heures sont données pour cette composition écrite. La deuxième série opère de même le lendemain. Le cinquième jour après la visite de l'hôpital, a lieu le matin et le soir, pour les neuf candidats divisés en deux séries, l'une de cinq, l'autre de quatre élèves, l'examen spécial d'accouchement. Enfin, le sixième jour, les neuf candidats, quatre le matin, cinq le soir, donnent lecture des observations recueillies pendant la semaine. Après quoi a lieu le jugement : la note passable entraînant l'ajournement à six mois, la note mal à un an ; deux ajournements suivis d'un troisième refus entraînant *l'ajournement définitif et sans appel.*

Telle est l'idée générale : je la crois applicable puisqu'elle est appliquée en Allemagne ; mais je suis loin de croire que les dispositions que j'indique ne puissent être utilement modifiées. Ce que je crois pouvoir affirmer, c'est que l'institution du jury d'État peut seule lever toutes les difficultés qu'entraînent les projets aujourd'hui en discussion ; ce que j'affirme hautement, c'est que l'institution des facultés libres et même de nombreuses facultés de l'État *conférant le droit d'exercice* serait la perte de la médecine en France, l'avilissement du diplôme de docteur, l'avilissement du titre et de la profession de médecin, un immense danger pour les malades. Le gouvernement, les législateurs qui commettraient la faute de donner à de nombreuses facultés de l'État, et surtout à des facultés libres, le droit de faire des docteurs, encourraient la responsabilité morale de nombreux homicides par ignorance, commis légalement avec la complicité de la loi.

DOCTEURS ET OFFICIERS DE SANTÉ.

Avant d'examiner dans leurs détails les questions qui se rattachent à l'enseignement de la médecine, il en est une qui doit nous arrêter : c'est celle de la coexistence de médecins de deux ordres : les docteurs et les officiers de santé.

Les médecins d'ordre inférieur ont disparu de toute l'Europe. La Prusse, l'Autriche, les anciens États allemands, l'Italie, la Belgique, la Hollande, ont supprimé les *Wundärzte* de 2e classe, les *magister chirurgiæ*, les *médecins de campagne*, les chirurgiens et les barbiers chirurgiens. Le *Feldscher* russe n'est qu'un infirmier instruit, et l'Angleterre, par l'inscription sur le registre médical de ceux-là seuls qui ont acquis les diplômes de certaines corporations, a fait un premier pas vers l'unicité du titre. Si en Russie, en Danemark (on pourrait y ajouter l'Allemagne), il existe deux ordres de médecins, le grade le plus inférieur correspond à notre doctorat français, et le grade supérieur n'est donné après des examens spéciaux, ainsi que je le dirai plus loin, qu'à un personnel d'élite plus spécialement voué à la carrière scientifique, mais ayant déjà le titre garantissant la possession de connaissances professionnelles suffisantes. Seule la France (à laquelle il faut cependant ajouter le Portugal, qui les a rétablis en 1870) a conservé les officiers de santé, c'est-à-dire des médecins en possession de connaissances insuffisantes.

Cette coexistence de deux ordres de médecins est des plus regrettable, elle est pour la vie de nos concitoyens un danger sérieux; mais on a invoqué en faveur de cette institution les arguments suivants.

Les dépenses qu'entraîne l'obtention du doctorat en médecine étant telles que les docteurs ne trouvent une rémunération suffisante que dans les villes et les grands centres de population, les petites villes et les villages seraient dépourvus de médecins, si l'on n'en augmentait le nombre par la création des officiers de santé. Enfin, on ne pourrait supprimer les officiers de santé sans diminuer dans les campagnes les services médicaux, déjà insuffisants.

Ces arguments sont sans valeur.

En limitant à une circonscription territoriale le champ de la pratique des officiers de santé, en confiant leur réception à un jury local, le législateur paraît avoir eu pour but de proportionner le chiffre des réceptions à l'étendue de besoins très-variables suivant les départements. Malheureusement, la loi a omis de dire : que l'officier de santé ne pourrait s'établir que dans des communes d'une population inférieure à un certain chiffre d'habitants, et dans celles dans lesquelles le service médical ne serait pas assuré par la présence des docteurs en nombre suffisant. Or, si, d'après la loi, l'officier de santé ne peut exercer au delà des limites d'une circonscription administrative, il peut du moins, dans l'étendue de cette circonscription s'établir où il lui plaît. Aussi va-t-il, comme le docteur, se fixer surtout là où la densité ou la richesse de la population lui assurent des revenus aussi élevés que possible. Il va même très-volontiers s'installer à côté du docteur dont il ne redoute pas la concurrence, car, outre qu'il descend plus volontiers au niveau des mœurs et des habitudes des paysans qui l'entourent, il attire à lui la clientèle par la modicité de ses honoraires, et il n'est pas rare de voir un officier de santé forcer ainsi un docteur, établi avant lui dans la commune, à lui céder la place. Il suffit de jeter les yeux sur un annuaire médical pour constater la présence de nombreux officiers de santé dans les grands centres de population. Paris en possède près de 300, et pour ne citer qu'un des départements qui en comptent le plus, le département du Nord, nous voyons que Lille, à côté de 44 docteurs, compte 27 officiers de santé, Roubaix 9 docteurs et 7 officiers de santé, Armentières 4 docteurs et 4 officiers de santé, Douai 10 docteurs et 4 officiers de santé, etc., etc.

L'institution des officiers de santé ne remplit donc pas le but cherché; elle n'assure pas, en proportion du chiffre des titulaires, le service médical dans les campagnes.

Une raison bien autrement puissante doit faire rejeter d'une manière absolue l'existence des médecins d'ordre inférieur : l'officier de santé, je n'hésite pas à le proclamer hautement, est en général, et sauf quelques honorables exceptions, plus nuisible qu'utile.

Dans tous les États de l'Europe où s'était conservée l'institution, aujourd'hui supprimée, des praticiens d'ordre inférieur, l'exercice de la chirurgie leur était permis, tandis qu'il leur était interdit de pratiquer la médecine. Sans doute il y avait dans cette interdiction un souvenir de cette organisation ancienne dans laquelle le barbier-chirurgien, et même le maître en chirurgie était dans le monde scientifique, comme dans la société, l'inférieur du médecin; mais au moins cette interdiction de pratiquer la médecine était logique. Lorsque la pratique de la chirurgie se borne au traitement des plaies, des ulcères, des fractures, des luxations, elle n'exige qu'une instruction spéciale assez limitée, pour qu'on puisse l'acquérir en trois années. C'est à cette partie de l'art chirurgical que se limitait en général la pratique du *Wundarzt* et du *magister chirurgiæ;* ils étaient peu tentés d'aller au delà, car on ne se hasarde à tenter les grandes opérations que lorsqu'on se sent en possession de connaissances anatomiques et chirurgicales suffisantes.

En France, par une opposition singulière, la chirurgie est interdite aux officiers de santé, tandis qu'on leur permet le libre exercice de la médecine et le libre emploi de toute la pharmacopée. Or, l'intervention médicale ne peut pas, comme l'intervention chirurgicale, se limiter à des cas spécifiés; on ne peut choisir ni les malades, ni les maladies qu'on est apte à traiter, car il faudrait tout d'abord savoir les reconnaître, et c'est surtout au point de vue du diagnostic qu'on peut répéter que puisqu'il n'y a pas de demi-malades, il ne saurait y avoir de demi-médecins. Si encore, en cas de doute dans le diagnostic, l'officier de santé était assez sage pour s'abstenir, le malheur serait moins grand; mais la temporisation, la surveillance attentive de la marche naturelle des maladies sont seulement le fait de médecins doués de savoir et d'expérience, et l'on peut dire que par l'administration intempestive de médicaments inutiles et trop souvent nuisibles, un médecin insuffisamment instruit peut amener la terminaison fatale d'une maladie qui, laissée à elle-même, se fût terminée par la guérison.

Il n'y a donc pas à hésiter sur ce point. Les médecins d'ordre inférieur doivent être supprimés en France, comme ils le sont partout à l'étranger (sauf en Portugal); il ne doit exister qu'un seul ordre de praticiens.

Ici intervient une autre objection : Si l'on supprimait les officiers de santé, les populations rurales seraient à peu près privées de médecins. Je pourrais répondre à cela qu'il vaudrait mieux pour elles ne pas en avoir que d'avoir ceux que la loi leur donne généralement; mais, sans même employer cet argument, trop souvent fondé, je puis répondre qu'il y a d'autres moyens que la suppression pure et simple des officiers de santé. Cette difficulté d'assurer le service médical dans les campagnes est la même pour tous les pays de l'Europe; il faut donc examiner comment elle a été levée là où il n'existe plus qu'un seul ordre de médecins, et rechercher en même temps s'il est possible de faire disparaître les causes qui empêchent les officiers de santé français d'acquérir les connaissances et le titre de docteur.

On a invoqué comme obstacle à la recherche du doctorat les dépenses que nécessite l'habitation au siége d'une faculté, et surtout à Paris; la durée plus longue des études; les frais d'examen plus considérables, et en particulier ceux de la thèse (formalité le plus souvent inutile et qu'on devrait supprimer). Toutes ces causes sont réelles et concourent à éloigner les élèves du doctorat; mais il ne faudrait pas s'en exagérer l'importance.

La durée des études pour le docteur est en France de quatre années; elle est pour l'officier de santé de trois ans. Cette différence est assez minime pour qu'on ne puisse attribuer l'obstacle qui arrête les jeunes gens dans la recherche du doctorat à l'impossibilité de supporter les frais d'une éducation médicale prolongée d'une année, même en tenant compte de ce fait, que l'officier de santé peut faire ses études en province, tandis que le futur docteur doit habiter au siége d'une des trois facultés. D'ailleurs (et j'ai pu m'en assurer en interrogeant beaucoup d'officiers de santé) beaucoup de ceux qui ne recherchent que l'officiat possèdent assez de ressources pécuniaires pour pouvoir prolonger d'un an et même de deux années leurs études médicales. L'obstacle réel, la cause qui oblige beaucoup de jeunes gens à renoncer au doctorat, c'est la nécessité du baccalauréat. Je ne sais si l'on pourrait trouver en France des officiers de santé en possession du baccalauréat, ayant dû, pour insuffisance de ressources pécuniaires, renoncer au doctorat.

Soit que les parents n'aient pas eu les ressources pécuniaires nécessaires pour faire donner à leurs enfants une éducation universitaire complète; soit qu'ils n'aient pas compris la nécessité d'études pouvant seules donner le diplôme qui ouvre l'accès de presque toutes les carrières libérales; soit enfin qu'ils aient voulu, en refusant à leur fils cette éducation, l'obliger à suivre dans l'industrie, l'agriculture, le commerce, la carrière paternelle, il n'en résulte pas moins ce fait que beaucoup de jeunes gens qui pourraient faire des études médicales complètes ne peuvent, faute du baccalauréat, aspirer au doctorat; car ils ne peuvent à 18 ou 20 ans, lorsque la nécessité de vivre en travaillant se fait sentir pour eux, sacrifier trois ou quatre années à refaire leur éducation littéraire. Ils se contentent alors du titre d'officiers de santé.

Est-il donc nécessaire, pour être *médecin praticien*, d'avoir fait des études littéraires complètes? est-il nécessaire de savoir, ou d'être censé savoir le grec et le latin, ces langues absolument mortes, qui caractérisent, en France, l'instruction secondaire? Quelles que soient les idées qui subsistent encore à cet égard, je nie absolument cette nécessité. On peut être un excellent médecin praticien et ignorer les langues anciennes. A. Paré, J. L. Petit, John Hunter, ignoraient le latin, qui cependant était encore alors la langue scientifique universelle. Pour guérir un malade, et même pour faire avancer la science, il vaut mieux connaître les progrès réalisés chaque jour à l'étranger que de pouvoir lire dans l'original les auteurs de l'antiquité, et y démêler, au milieu d'un fatras d'erreurs et d'absurdités, les quelques vérités que reproduisent, du reste, tous les livres modernes. A ceux qui mesurent à leur antiquité le respect qu'ils ont pour les doctrines, je répondrai avec Bacon : *L'antiquité des temps est la jeunesse du monde, et puisque le monde a vieilli, c'est nous qui sommes les anciens.* Aujourd'hui, le latin a cessé d'être la langue scientifique usuelle, chaque peuple écrit dans sa langue nationale, et, pour ma part, quoique je ne me borne pas à être un praticien, et sans vouloir faire parade d'ignorance, j'ai le regret de dire que bien que bachelier, j'ai si peu cultivé le grec, que je sais à peine aujourd'hui en épeler les mots sans les comprendre, et que je comprends moins bien le latin, qu'on m'a appris au lycée, mais dont j'ai à faire assez rarement usage, que les cinq ou six langues scientifiques modernes dont j'ai besoin chaque jour pour savoir ce qui se fait à l'étranger, pour suivre la marche de la science et le progrès de la pratique. Cette connaissance, je l'ai acquise, non plus au collége, mais depuis que l'étude de la médecine, le spectacle de ce qui se passe autour de nous, et surtout la visite des écoles de médecine et des hôpitaux de l'Allemagne, de la Hollande, de la Belgique, de la Suisse, du Danemark, de l'Angleterre, de l'Irlande, de la Russie, m'ont fait comprendre, bien avant nos défaites, la nécessité d'être de son époque, de vivre avec son siècle, avec ses contemporains, à quelque nationalité qu'ils appartiennent.

C'est ce qu'on a parfaitement compris à l'étranger. Partout un diplôme d'études littéraires ouvre l'accès des écoles de médecine, en Russie, en Autriche, en Allemagne, en Angleterre; mais on n'en ferme pas la porte d'une manière définitive et absolue à ceux qui ne le possèdent pas. Lorsqu'un élève, n'ayant pas ce diplôme, désire se livrer à l'étude de la médecine, on le soumet à un examen moins sévère pour la partie littéraire, plus sévère pour la partie scientifique, et tel qu'il permet aux juges de s'assurer si l'*état intellectuel* du candidat le rend apte à pouvoir étudier avec fruit une science qui demande plus qu'une intelligence moyenne. Cet examen, du reste, ne donne ni grade, ni diplôme universitaire ; il n'est accessible qu'à ceux qui, se proposant d'étudier la médecine, n'ont pas les diplômes analogues à notre baccalauréat, et il leur donne seulement, en cas de réception, le droit de commencer leurs études médicales. Mais, à partir de ce moment, toute exception, toute distinction cessent; appelés à suivre la même carrière, à exercer la même profession, tous sont soumis aux mêmes conditions dans la durée et la nature des études; tous doivent avoir les connaissances nécessaires à la pratique de la médecine; et si en Allemagne, par exemple, les uns pourront joindre au titre commun de *Arzt* donné par l'examen d'État le titre de docteur, ce dernier titre, purement universitaire, ne leur donne pas droit à la pratique : ce droit ne leur est conféré que par le titre de *Arzt* donné par l'examen d'État, examen exclusivement professionnel et beaucoup plus sérieux que les nôtres.

Imitons donc l'exemple de nos voisins, supprimons les officiers de santé, n'exigeons pas forcément le baccalauréat pour les futurs médecins; faisons subir à ceux qui ne sont pas bacheliers un examen préalable par lequel nous puissions nous assurer que leur esprit est préparé à recevoir la culture scientifique. Mais exigeons de tous les mêmes études médicales; assurons-nous, par des examens plus sérieux qu'ils ne le sont, de l'aptitude des candidats à exercer la médecine, et nous aurons, en relevant la profession, qu'abaisse l'existence des officiers de santé, protégé plus efficacement la santé publique, multiplié, loin de le restreindre, le nombre des médecins; nous aurons assuré mieux qu'il ne l'est aujourd'hui le service médical des campagnes, et cela en donnant aux populations rurales des médecins dignes de ce nom, et vraiment capables de leur rendre, pendant leurs maladies, de réels services.

J'ai examiné dans la première partie de ce rapport les lois et règlements qui régissent dans les principaux États de l'Europe l'exercice de la profession médicale; il me reste maintenant à passer en revue ce qui concerne l'enseignement de la médecine et l'obtention du titre légal.

DES RÉFORMES A APPORTER DANS L'ORGANISATION DE L'ENSEIGNEMENT ET DES EXAMENS.

Installation matérielle des facultés. — Répartition des cours.

Il est impossible de comparer l'installation matérielle de notre Faculté à ce qui existe à Berlin, à Vienne, à Saint-Pétersbourg, sans être profondément affligé. Ici, notre infériorité est plus qu'un malheur, c'est une honte pour la France. L'instruction supérieure, qui est à l'étranger l'objet de dépenses importantes quelquefois considérables, est devenue en France une forme de l'impôt. La Faculté de médecine de

Paris, qui manque de tant de choses, a dû, l'année dernière, verser au Trésor près de 200 000 francs, excédant de ses recettes, sur les 400 000 francs de dépenses que lui alloue le budget. Nos élèves ont payé à l'État un tiers de plus que les sommes dépensées par l'État pour leur instruction médicale. Il est également impossible de comparer notre école pratique d'anatomie aux magnifiques établissements consacrés aux études anatomiques à Vienne, à Berlin, à Saint-Pétersbourg ; mais il est un point sur lequel je crois utile d'attirer l'attention.

A Paris, les cliniques de la Faculté sont disséminées dans divers hôpitaux qui ne relèvent pas de la faculté. A l'étranger, la Faculté a ses cliniques réunies dans un véritable hôpital d'instruction : à Berlin, dans la Charité royale ; à Vienne, dans l'Hôpital général, à Pétersbourg, dans l'Académie médico-chirurgicale. Là se trouvent non-seulement les cliniques médicales et chirurgicales, mais les cliniques spéciales confiées à des professeurs de la Faculté. Nous trouvons pour Berlin :

Clinique médicale	professeur	Frerichs.	Nombre de lits, 450.
—	—	Traube.	
—	—	Meyer.	
—	—	Frantzel.	
Clinique chirurgicale	—	Langenbeck.	300 lits.
—	—	Bardeleben.	
Maladies des enfants	—	Henoc.	40 id.
— des yeux	—	Schweigger.	85 id.
— mentales nerveuses	—	Westphal.	130 id.
— de la peau et syphilis	—	Lewis.	270 id.
Gynécologie	—	Martin.	28 id.
Obstétrique	—	Schöller.	40 id.

A *Vienne*, le service de clinique du professeur Duchek ne renferme que 50 lits, et celui du professeur Bamberger 45 ; mais les malades offrant des sujets d'étude clinique se recrutent dans les cinq services des docteurs Haller, Scholz, Löbel, Kolisko et Standthartner, lesquels renferment ensemble 412 lits.

De même, les services de chirurgie des professeurs Billroth (51 lits) et Dumreicher (56 lits) sont en relation avec les services des docteurs Zsigmondy, Salzer, Dittel qui contiennent 284 lits.

Il y a de plus deux services de clinique ophthalmologique : professeur Jäger (81 lits) ; professeur Arlt (50 lits). — Deux services cliniques pour la syphilis : Sigmund (133 lits) ; Zeissl (136 lits). — Une clinique pour les maladies de la peau : Hebra (91 lits). — Deux cliniques d'accouchement confiées aux professeurs Braun et Späth.

A *Saint-Pétersbourg*, outre les mêmes cliniques générales et spéciales, disséminées dans l'enceinte de l'Académie sur une étendue de deux kilomètres carrés, il y a de plus un hôpital spécial consacré uniquement à la clinique des maladies mentales.

A *Paris*, il est fâcheux que la répugnance, trop souvent légitime, contre les errements de la spécialisation professionnelle se soit étendue à la spécialisation vraiment scientifique. Il y a quarante ans, l'École de Paris était non pas seulement la première, elle était à peu près la seule grande école scientifique du monde entier, et l'on ne regardait à l'étranger une éducation médicale comme complète que si elle s'était perfectionnée ou achevée à Paris. Ce n'était pas seulement parce que la Faculté comprenait dans son sein beaucoup d'hommes illustres, c'était aussi parce qu'il y avait dans les hôpitaux spéciaux de Paris l'enseignement de Guersant, de Blache, de Lugol, de Cazenave, de Ricord, de Civiale, d'Esquirol.

A l'étranger, au contraire, il n'existait guère alors de services spéciaux, et cette lacune aujourd'hui comblée contribue à attirer et à retenir les élèves à Berlin et à Vienne. Je crois pour ma part qu'il ne suffit pas de donner, comme nous le faisons à Paris, le titre de complémentaires aux cours cliniques sur les maladies des enfants, la syphilis et l'ophtalmologie, il serait utile de les rattacher plus intimement à la Faculté. Je crois profondément regrettable que le nouvel Hôtel-Dieu n'ait pas été converti en un véritable hôpital d'instruction, consacré à ne recevoir que les cliniques de la Faculté et à inaugurer des cliniques spéciales qu'alimenterait une consultation, contre laquelle ne pourraient lutter toutes ces cliniques spéciales qui pullulent autour de la Faculté, et qui jouissent, il faut bien le reconnaître, de la faveur de nos élèves, parce qu'ils trouvent dans quelques-unes d'entre elles des éléments d'instruction que la Faculté ne met que trop incomplétement à leur disposition.

Le nombre et la répartition des cours, les moyens d'étude, sont très-différents, si nous comparons l'état des choses à Vienne, à Berlin, à Londres, à Saint-Pétersbourg, d'une part, et à Paris, d'autre part. Je dois me borner, pour ne pas trop étendre cette étude, à prendre pour termes de comparaison Vienne et Paris.

COURS DE LA FACULTÉ DE MÉDECINE A PARIS ET A VIENNE.

Année scolaire 1873-1874 (1).

Paris	Vienne
Pathol. expérimentale et comparée (l'été). — M., j., s., 2-3.......... VULPIAN, P.	*Pathologie générale et expérimentale*. — L., m., m., j., v.......................... STRICKER, P. E.

(1) Les jours sont indiqués par leurs initiales. — Les chiffres indiquent l'heure et la durée des cours. — Pour Paris (colonne de gauche), P. signifie professeur ; A., agrégé. — Pour Vienne, P. O. signifie professeur ordinaire ; P. E., professeur extraordinaire ; P. D., Privat-docent.

Cerveau, organes des sens, nerfs, appar. de la digestion, de la respiration, génito-urinaires (l'hiver). — L., m., v., 4-5. .... SAPPEY, P.	*Cerveau, système nerveux, organes des sens.* — L., m., m., j., v., 2-3............. HYRTL, P. O. *Anat. descript., bassin et membres inférieurs.* — S., 7 1/2-9 et de 1 1/2-3........... HYRTL, P. O. *Système vasculaire.* — L., m., m., j., v., 2-3.... .... FRIEDLOWSKY, P. D. *Système nerveux.* — L., m., m., 12-1. VOIGT, P. O. *Embryologie.* — J., v., 12-1....... VOIGT, P. O. *Organes génitaux* (homme). — S., 12-1. VOIGT, P. O. *Organes des sens, nerfs, système circulatoire.* — L., m., m., j., v., s.............. LANGER, P. O. *Embryologie.* — 2 fois la semaine. PATRUBAN, P. D. *Anatomie chirurgicale.* — M., j., s., d......... .... PATRUBAN, P. D.
Histologie normale et pathologique des tissus et des systèmes (l'hiver). — M., j., s., 4-5........... ROBIN, P.	*Microscopie pratique.* — M., j., 10-11. WEDL, P. O. *Histologie avec démonstrations.* — J., v., 3 1/2-5 1/2....................... TOLDT, P. D. *Exercices histologiques.* — S., d., 8-9 1/2....... .... WEDL, P. O. *Exercices histologiques.* — L., m., m., j., v., 8-10. .... EXNER, P. D. *Exercices pratiques du maniement du microscope.* — 1-3....................... TOLDT, P. D.
Pathologie interne (l'été). — — M., j., s., 3-4... HARDY. *Pathologie interne* (l'hiver). — L., m., v., 3-4. AXENFELD, P.	*Percussion et auscultation.* — L., m., m., j., v., 7-8. .... KOLISKO, P. D. *Pathologie et thérap. médicales.* — L., m., m., j., v., 5-6.................... DRASCHE, P. D. *Maladies des voies respiratoires* (clinique). — L., m., m., j., v., 8-10........ SCHNITZLER, P. D. *Auscultation et percussion.* — L., m., m., j., v., 10-11.................... SCHRÖTTER, P. D. *Leçons de diagnostic.* — L., m., m., j., v., s., 2-3. .... STERN, P. E. *Leçons de diagnostic*........... SCHWANDA, P. E. — .... HOFFELLA, P. D. *Path. et thér. du système nerveux.* — 11-12..... .... ROSENTHAL, P. D. *Maladies nerveuses.* — 1 fois par sem., 10-11 1/2.. .... FIEBER, P. D. *Path. des malad. de l'abdomen.* — 3 fois par sem.. .... OSER, P. D. *Laryngoscopie et rhinoscopie.* — L., m., m., j., v., 9-10.................... SCHRÖTTER, P. D. *Clinique laryngoscopique.* — M., j., s., 7-8...... .... SCHRÖTTER P. D. *Laryngoscopie.* — L., m., m., j., v., 11-12...... .... STÖRCK, P. D.

Anatomie pathologique (l'été). — L., m., v., 2-3 .... CHARCOT, P.	*Anatomie pathologique.* — L., m., m., j., v., 11-12. .... ROKITANSKY, P. O. *Exercices d'anatomie pathologique.* — L., m., v., 3-4 .... ROKITANSKY, P. O. *Histologie pathologique, théorique et pratique.* — L., m., v., 2-3 .... WEDL, P. O. *Exercices d'histologie pathologique.* — M., j., 2-4. .... KUNDRAT, P. D. *Exercices d'anatomie et d'histologie pathologiques.* — L., m., m., j., v., s., 9-12...... KLOB, P. D.
Physiologie (l'été). — L., m., v., 12-1...... BÉCLARD, P. *Physique médicale* (l'hiver). — M., v., 12-1 ; l. 5-6....... .... GAVARRET, P.	*Physiologie.* — L., m., m., j., v., 11-12........ .... BRUCKE, P. O. *Physique médicale.* — M., m., j., 12-1 1/2...... .... SCHWANDA, P. E. *Physique médicale.* — L., m., m., j., 11-12...... .... MICHAEL. *Développement de l'homme et des vertébrés.* — S., d., 9-10.................... SCHENK, P. D. *Physiologie du système nerveux et des organes des sens.* — L., m., j., v., 4-5..... SCHENK, P. D. *Histologie physiologique.* — 1 fois par sem., 2-3... .... SCHENK, P. D. *Optique physiologique.* — L., m., m., j., 4-5..... .... EXNER, P. D. *Exercices pratiques de physiologie.* — 2-5......... .... EXNER, P. D.
Histoire de la médecine (l'hiver). — M., j., s., 5-6..... .... LORAIN, P.	*Histoire de la médecine.* — L., m., m., j., v., 9-10. .... SELIGMANN, P. E.
Pathologie générale (l'hiver). — L., m., v., 5-6....... .... CHAUFFARD, P.	*Pathologie générale.* — L., m., m., j., v., 10-11. .... SCHROFF, P. O.
Thérapeutique et matière médicale (l'été). — M., j., s., 5-6. .... GUBLER, P.	*Matière médicale.* — M., 3-4..... SCHROFF, P. O. *Matière médicale.* — 2 fois par sem. SCHROFF. P. D. *Maladies nerveuses et Électrothérapie.* — L., m., m., j., v. .... FIEBER, P. D. *Electrothérapie.* — L., m., m., j., v., 8 1/2-11... .... BENEDIKT, P. E. *Electrothérapie.* — 3 fois la sem. SCHWANDA, P. E. *Hydrothérapie.* — M., d., 8-9 1/2............. .... WINTERNITZ, P. D. *Hydrothérapie dans le trait. des maladies fébriles.* — M., 4-5.................. WINTERNITZ, P. D
Pharmacologie (l'été). — M., j., s., 11-12..... REGNAUD, P.	*Pharmacologie.* — L., m., j., 9-10........... .... SCHROFF, P. D. *Art de formuler.* — M., 2-3..... SCHROFF, P. O.

Médecine clinique. — Toute l'année, tous les jours... { BOUILLAUD, P. BÉHIER, P. SÉE, P. LASSÈGUE, P.	*Médecine clinique.* — L., m., m., j., v., 7-9........ .... DUCHEK, P. O. *Médecine clinique.* — L., m., m., j., v., 7-9...... .... BAMBERGER, P. O.
Clinique chirurgicale. — Tous les jours, toute l'année...... { RICHET, P. GOSSELIN, P. BROCA, P. VERNEUIL, P.	*Clinique chirurgicale.* — L., m., m., j., v., 9-11. .... DUMREICHER, P. O. *Clinique chirurgicale*.......... BILLROTH, P. O.
Pathologie chirurgicale (l'hiver). — M., j., s., 3-4. DOLBEAU, P. *Pathologie chirurgicale* (l'été). — L., m., v., 3-4. TRÉLAT, P.	*Pathol. et thérap. chirurgicales.* — L., m., m., j., v., 9-11...................... DITTEL, P. E. *Maladies de la prostate et de l'urèthre.* — S., d., 9-11........................ DITTEL, P. E. *Hernies.* — S., d., 11-1......... ENGLISCH. P. D. *Luxations, fractures, orthopédie.* — L., m., m., j., v. .... ENGLISCH, P. D. *Diagnostic (exercices prat.).* — 3 fois par sem..... .... FIEBER, P. D. *Maladies de la vessie.* — L., m., m., j., v., s., 11-12. .... ULTZMANN, P. D. *Maladies des oreilles.* — L., m., m., j., v., 12-1. .... POLITZER, P. E. *Chirurgie dentaire.* — S., d..... ZSIGMONDY, P. D. *Chirurgie dentaire.* — M., v... STEINBERGER, P. D. *Chirurgie dentaire.* — 3 fois la sem. SCHEFF, P. D.
Médecine opératoire (l'hiver). — M., j., s., 4-5............ .... LÉON LE FORT, P.	*Médecine opératoire.* — M., v., 5-6 1/2.......... .... SALZER, P. D. *Médecine opératoire.* — L., m., m., j., v., s....... .... ALBERT, P. D. *Médecine opératoire.* — L., m., m., j., v., s...... .... MOSETIG, P. D. *Médecine opératoire.* — L., m., m., j., v., s...... .... BÖHM, P. D. *Médecine opératoire.* — L., m., m., j., v., s...... .... NEUDORFER, P. D. *Bandages.* — L., m., m., j., v..... FIEBER, P. D.
Cours complémentaire. — L., j., s., 8 1/2 (toute l'année).... .... ROGER, A.	*Maladies des enfants (cours clinique).* — L., m., m., j., v., 11-12.............. WIDERHOFER, P. E. *Maladies des enfants.* — L., m., m., j., v., 1-3... .... MAX POLITZER, P. D. *Maladies des enfants.* — L., m., m., j., v., 10-11. .... MONTI, P. D. *Maladies des enfants.* — L., m., m., j., v., 3-4... .... FLEISCHMANN, P. D. *Maladies des nouveau-nés.* — 3 fois par semaine, 5-6. .... FÜRTH, P. D. *Vaccine.* — J., v., 3-4....... FRIEDINGER, P. D. — — M., s., 3-4....... FLEISCHMANN, P. D.

Cours complémentaire d'ophthalmologie. — L., j., 9-11. .... PANAS, A. (l'été).	*Ophthalmologie clinique.* — L., m., m., j., v., 10-12. .... ARLT, P. O. *Ophthalmologie clinique.* — L., m., m., j. v., 8-10. .... JAEGER, P. E. *Polyclinique ophthalm.* — L., m., m., j., v., 1-2. .... REUSS, P. D. *Polyclinique ophthalm.* — L., m., m., j., v., 10-11. .... HOCK, P. D. *Ophthalmologie.* — M., m., j., v... STELLAY, P. E. — — SCHNABEL, P. D. *Méd. opératoire ophthalmologique.* — L., m., m., j., v., s...................... REUSS, P. D *Ophthalmoscopie.* — L., m., m., j., v., 5-6....... .... KAMPF, P. D. *Ophthalmoscopie.* — L., m., m., j., v., 5-6...... .... HOCK, P. D. *Anomalies de la réfraction et de l'accommodation.* — L., m., m., j., v................ REUSS, P. D. *Anomalies de la réfraction et de l'accommodation.* — 3 fois la semaine, 1-2......... SCHNABEL, P. D.
Pas de cours...............	*Clinique des maladies mentales.* — L., m., m., j., v., 4-6..................... MEYNERT, P. O. *Clinique.* — L., m., m., j., v., s., d., 9-11...... .... SCHALAGER, P. E. *Clinique.* — 3 fois la semaine..... MARESCH, P. D. *Maladies mentales.* — M., j., s.. LEIDESDORF, P. E. *Psychologie au point de vue de la médecine légale.* — S., 10-11.................. MEYNERT, P. O.
Accouchements (clinique). — Tous les jours, toute l'année. .... DEPAUL, P. *Accouchements (théorie).* — M., j., s., 12-1 (l'été). PAJOT, P.	*Accouchements (théorie et clinique).* — L., m., m., j., v., 1-3................. CH. BRAÜN, P. O. *Accouchements (théorie et clinique).* — L., m., m., j., v., 1-3..................... SPATH, P. O. *Opérations obstétricales.* — L., m., m., j., v., 10-11. .... J. ROKITANSKY, P. D. *Opérations obstétricales et gynécologiques.* — L., m., m., j., v., s., 5-6....... MAYRHOFER, P. D. *Accouchements et gynécologie (théorie).* — 2 fois par semaine...................... LOTT, P. D.
Pas de cours spécial..........	*Maladies des femmes.* — S., d., 1-2.. FUNK, P. D. — — S., d., 9-11. CHROBAK, P. D. *Opérations gynécologiques.* — L., m., m., v., 6-8. .... CHROBAK, P. D. *Clinique gynécologique.* — J. ROKITANSKY, P. D.
Hygiène. — M., j., s., 4-5 (l'été). .... BOUCHARDAT, P.	*Hygiène et statistique.* — L., m., m., j., v., s..... .... GLATTER, P. D.

Pas de chaire spéciale........	*Maladies de la peau (clinique)*.— L., m., m., j., v., 7-8........................ HEBRA, P. O. *Maladies de la peau (théorie)*. — L., m., m., j., v., 8-9........................ HEBRA, P. O. *Maladies de la peau*. — 3 fois la semaine, 2-3..... .... REDER, P. D. *Maladies de la peau*. — S., d., 3-4. WERTHEIM, P. D. — — L., m., m., j., v., 10-11.. .... NEUMANN, P. D. *Maladies de la peau*. — S., d., 11-1. AUSPITZ, P. D.
Cours complémentaire.— J., 9-11 (l'été)..... FOURNIER, A.	*Clinique des maladies vénériennes*. — L., m., m., j., v., 4-5.................. SIGMUND, P. O. *Syphiliographie*. — L., m., m., j., v., 10-11..... .... ZEISSL, P. E. *Syphiliographie*. — L., m., m., j., v., 5-6....... .... KAPOSI, P. D. *Syphiliographie*. — S., d., 10-12.... KOHN, P. D. *Maladies syphilitiques de la peau*. — L., m., m., j., v., 3-4.................... KAPOSI, P. D.
Médecine légale. — L., m., v., 4-5 (l'été)..... TARDIEU, P.	*Médecine légale (théorie et pratique)*. — L., m., m., j., v., 12-1.................. DLAUHY, P. O. *Autopsies médico-légales*, — M., j., 2-4......... .... DLAUHY, P. O.
Chimie (l'hiver).... WURTZ, P. *Histoire naturelle* (l'été)...... .... BAILLON, P.	Outre les cours de chimie, d'histoire naturelle qui se font à la Faculté, il existe, pour les élèves en médecine, des cours de physique et de chimie faits à la Faculté de philosophie (sciences) et à l'École des hautes études.

Personnel des 2 Facultés.

PARIS..	29 professeurs.......	Professant.
	26 agrégés..........	Ne professant pas.
VIENNE.	19 professeurs.......	Ordinaires.
	22 professeurs.......	Extraordinaires.
	61 Privat-docenten.	
	102 professeurs.......	Professant.

Cette répartition si inégale des cours à Paris et à Vienne (et nous retrouverions cette même différence pour Berlin, si la longueur de la liste ne m'empêchait de la reproduire) doit attirer vivement l'attention. Cependant il ne faut pas exagérer cette différence, et ici encore les chiffres exacts, donnés sans commentaires, ou mal commentés, peuvent induire en erreur. Un grand nombre de cours cités plus haut et faits par des *Privat-docenten* ne durent que quelques semaines; il est vrai qu'aussitôt terminés, ils recommencent pour la plupart, car l'enseignement est pour le *Privat-docent* la principale et quelquefois la seule source de ses revenus.

On peut être frappé également du nombre d'heures que chaque professeur consacre par semaine à l'enseignement, et l'on pourrait être tenté de se demander pourquoi nous ne faisons en général que trois leçons par semaine et seulement pendant un semestre. Mais il y a une grande différence entre la situation des professeurs à Vienne et à Paris. A Paris, tous les professeurs de médecine et de chirurgie, d'anatomie pathologique, de médecine comparée, sont médecins ou chirurgiens d'hôpital ; tous font chaque jour une visite hospitalière, laquelle, dans nos habitudes parisiennes, est presque toujours une leçon clinique. A Vienne, sauf les professeurs de clinique, la plupart des professeurs ne sont pas chargés de services hospitaliers. Enfin, pour ne nous arrêter qu'aux points principaux de ce parallèle, il y a une grande différence au point de vue de la fatigue physique et intellectuelle imposée au professeur entre ce qui a lieu à Paris et ce qui se passe à Vienne. La Faculté de Paris comptait en 1866 : 5314 élèves; la Faculté de Vienne n'en comptait dans le semestre d'été 1873 que 1142, et dans le semestre d'hiver ; 1275; en moyenne, 1200, c'est-à-dire un peu moins que le quart du nombre d'élèves inscrits à Paris. Or, le nombre plus restreint des élèves, coïncidant avec la multiplicité plus grande des cours, a pour résultat de donner à chaque professeur un chiffre peu élevé d'auditeurs; de là des leçons familières, qui certes ont du bon, mais qui, au point de vue de la fatigue, ne peuvent se comparer à nos cours faits dans un immense amphithéâtre, devant quatre ou cinq cents auditeurs. Joignons à cela, pour Paris, l'obligation de siéger trois fois par semaine comme examinateur, et nous verrons qu'avec l'hôpital et l'école, chacun de nous a donné par semaine au service médical public et à l'enseignement 27 heures de leçons, chiffre bien supérieur à ce que donnent nos collègues de Vienne. Nous pouvons dire sans exagération, qu'à moins de vouloir se suicider par excès de fatigue, nous ne pourrions ni faire cinq leçons par semaine, ni professer pendant toute l'année. Pour ma part, si pareille tâche m'était imposée, sans que rien soit changé aux autres conditions, et en particulier au service des examens, je renoncerais sans hésitation au laborieux honneur du professorat.

Pour que la comparaison entre Vienne et Paris soit juste, il faut ajouter qu'en dehors de la Faculté, nos élèves trouvent auprès de tous nos collègues des hôpitaux un enseignement clinique permanent sans rival au monde. Je reviendrai plus loin sur ce sujet.

Cependant, même en tenant compte de toutes ces circonstances, lorsqu'on a, ainsi que je l'ai fait, étudié sur place l'organisation et le fonctionnement des Facultés étrangères, on ne peut s'empêcher de reconnaître que l'élève trouve plus de moyens de s'instruire à Berlin, à Leipzig, et en particulier à Vienne, que dans notre Faculté. J'ai trop l'habitude de la critique franche et sincère pour qu'il ne me soit pas, en revanche, permis de dire, bien qu'il s'agisse de vous, que sous le rapport de la valeur des hommes, nous sommes loin d'avoir rien à envier à aucun autre centre d'instruction médicale. La situation de notre enseignement n'est que le résultat d'une mauvaise organisation des choses, organisation qu'il ne nous est pas donné de changer, puisque tenus en tutelle, ne possédant point, comme toutes les Facultés étrangères, notre autonomie ; n'ayant le droit ni d'élire notre doyen, ni de nous occuper de notre fonctionnement intérieur ; ne pouvant ni dresser nos projets de budget, ni connaître la répartition des dépenses de la Faculté, nous ne sommes même pas admis à donner notre avis sur la valeur des plans proposés pour reconstruire nos amphithéâtres, nos salles de cours et nos propres laboratoires, car ces projets ne nous sont pas soumis. Or, si avec une bonne organisation, on fait facilement concorder les efforts de chacun vers un but commun ; avec une mauvaise organisation on s'épuise en efforts stériles et l'on use sa vie sans utilité pour la science, sans profit pour le pays.

Paris a dans son personnel enseignant (ou plutôt capable d'enseigner) plus de ressources que n'en possède aucune autre capitale, seulement ces ressources ne sont pas utilisées. En effet, à côté de ses professeurs titulaires, la Faculté de Paris possède un corps d'agrégés, composé de savants assez âgés pour avoir l'expérience, assez jeunes pour avoir toute l'ardeur et toute la force de la jeunesse, et qui, à des connaissances étendues en science, joignent cet esprit sagace, cette maturité du jugement que donnent les études cliniques. Tous en effet (sauf ceux qui sont voués à l'étude de la chimie, de la physique et des sciences naturelles) étant, de par le concours, médecins ou chirurgiens de nos hôpitaux, ont sur les *Privat-docenten* allemands l'avantage d'une instruction scientifique plus étendue, plus sérieuse, et surtout plus générale et plus pratique.

S'ils ont moins, peut-être, étudié dans des laboratoires la chimie et l'histologie biologiques ou pathologiques, ils ont fait dans les salles de l'hôpital une étude bien autrement importante : celle du malade. Ils ont appris non point à deviner après la mort et sur de menues parcelles de cadavre à quelle maladie le médecin a eu affaire ; mais à reconnaître, pendant la vie, quelle est l'affection dont est atteint le malade qu'ils sont appelés à soigner, et comment aussi ils peuvent espérer le guérir. Qu'on ne laisse pas se stériliser, faute d'emploi, les ressources de l'agrégation ; que nos agrégés deviennent réellement nos collaborateurs ; qu'ils nous aident dans notre enseignement, en se chargeant, de concert avec nous, de professer une partie de notre programme, et les 55 professeurs que compterait alors la Faculté de Paris, constitueront un corps qui n'aura à redouter aucune comparaison avec ce que peuvent faire les 102 professeurs de l'école de Vienne. Si l'on dit des observations : *numerandæ sed perpendendæ;* on peut dire des professeurs : le nombre ne remplace pas le mérite. L'institution des *Privat-docenten* doit être vue de près, si l'on veut en apprécier la valeur, et les *Privat-docenten* ne sauraient soutenir le parallèle avec nos agrégés. Faire entrer dans l'organisation de nos Facultés le *Privat-docent*, en ne lui demandant d'autres garanties de savoir que celles dont on se contente en Allemagne, ce serait faire un pas en arrière; ce serait abaisser le niveau de notre enseignement. Il faut le réformer, mais non le détruire; ce qui est bon à l'étranger, parce qu'il cadre avec une organisation et des habitudes spéciales, peut être fort mauvais en France. Conservons notre agrégation, fortifions-la, utilisons nos agrégés et nous n'aurons, je le répète, rien à envier ni à Londres, ni à Vienne, ni à Berlin.

Suivant toute apparence, l'Assemblée nationale adoptera à l'égard des agrégés la proposition de la commission du budget. Que cette amélioration soit le point de départ d'une organisation nouvelle ; les appointements des agrégés, bien que doublés, resteront encore peu en rapport avec les services qu'ils rendront; mais ils n'hésiteront pas à faire à la science, au pays, le sacrifice de leur temps, de leur travail, de leurs fatigues. Pour ma part, je préférerais voir introduire en France l'habitude suivie presque partout, de recevoir les inscriptions des élèves pour certains cours et non pour tous les cours. A côté des appointements fixes, les revenus aléatoires que les succès de son enseignement valent au professeur sont un puissant stimulant du zèle de chacun. Sur ce point aucun doute n'existe à l'étranger; c'est la clé de voûte de tout l'édifice de l'enseignement médical en Autriche, en Prusse, en Bavière, en Angleterre; là est le secret de l'émulation qui règne au delà de nos frontières; mais je n'insiste point sur les avantages d'une mesure que je désespère de voir s'introduire en France.

Durée des études. — La durée des études est de six ans en Italie, en Bavière et au Brésil ; de cinq ans en Autriche, en Portugal, en Russie ; de quatre ans en Allemagne, en Belgique; de trois ans pour la plupart des universités américaines. Cette durée n'est pas limitée en Espagne, en Hollande, et, en Italie, pour l'université de Naples. Cinq ans devrait être le minimum exigé. Dans la pratique l'élève français ne passant ses examens que dans la cinquième année prolonge d'autant ses études, et la même circonstance se rencontre en Allemagne pour l'examen d'État ; mais même en tenant compte de cette circonstance il serait à désirer que la durée des études, *non compris le temps consacré aux examens,* fût prolongée d'une année.

Cette insuffisance dans la durée des études est plus grande encore pour les élèves militaires que pour les élèves civils, car on leur applique exceptionnellement les règlements en vigueur jusqu'en 1846, et ils passent leurs examens du doctorat non plus à la fin des quatre années d'études, mais pendant la durée même de ces études. Toutefois, cette insuffisance de temps est compensée par les répétitions et les cours que leur font au Val-de-Grâce quelques-uns de nos collègues de l'armée.

Mais la situation devient tout à fait fâcheuse pour ce qui concerne les médecins de la marine, surtout les médecins dits auxiliaires, et depuis longtemps, messieurs, vous avez été assez péniblement impressionnés par l'insuffisance des connaissances que montrent trop souvent aux examens les médecins auxiliaires de la marine, pour que vous m'ayez chargé récemment de vous faire un rapport sur ce point.

L'insuffisance du recrutement des médecins *entretenus*, insuffisance qui est due pour la médecine navale comme pour la médecine militaire à la position moralement et pécuniairement fâcheuse faite aux médecins, oblige le ministère de la marine à recourir à des expédients regrettables dans le but d'assurer le service. Pour compléter les cadres on recrute, sous le nom de médecins auxiliaires, des étudiants pouvant n'avoir que deux années d'études. Ceux-ci sont, pour la plupart, immédiatement détachés non pas seulement dans les hôpitaux des colonies, où du moins ils pourraient apprendre quelque chose, mais dans de petits postes, aux colonies, en Cochinchine, où ils se trouvent avec cinquante ou cent hommes valides loin de tout moyen d'études.

Puis, lorsque ces élèves ont ainsi passé deux ou trois années dans ce service, le ministère leur délivre, par équivalence, les inscriptions correspondantes, et ils viennent alors se présenter aux examens du doctorat. Or, si la loi exige des candidats au doctorat quatre années au moins d'études préalables, c'est parce qu'on a jugé que ces quatre années étaient nécessaires pour acquérir les connaissances indispensables à l'exercice de la profession; des services rendus à l'État, n'importe en quelle qualité, ne sauraient, quelque grands qu'ils puissent être, remplacer, pour l'obtention du titre de docteur, l'étude de la médecine. Je n'ignore pas que l'on peut opposer cette objection que la sévérité des juges est une barrière efficace contre l'insuffisance du candidat; mais comme la loi française, moins sage que celle qui existe en Autriche, en Bavière, en Prusse, au Brésil même, ne limite pas le nombre des refus aux examens, nous savons par expérience que la longue persévérance des candidats finit par lasser la patience ou surprendre l'indulgence et même la pitié des juges,

Je n'ai pas à faire ressortir ce qu'il y a de profondément regrettable à compromettre la vie de nos concitoyens servant dans la marine, en confiant la charge de les soigner dans leurs maladies à des étudiants de troisième année, c'est-à-dire à des élèves encore ignorants de la médecine et plus capables de nuire que d'être utiles par une intervention active. Je ne saurais non plus accepter cet argument que ces médecins, ainsi créés docteurs sans études préalables suffisantes, sont uniquement destinés au service maritime. Il n'est personne d'entre nous qui fasse moins de cas de la vie d'un marin que de celle d'un simple citoyen.

Les médecins de la marine et ceux de l'armée devraient donc être, pour l'obtention du doctorat, soumis aux mêmes conditions que les élèves civils; mais les ministères de la marine et de la guerre opposent à cette parité d'exigences la difficulté du recrutement. Cette objection doit être énergiquement combattue. Si la médecine militaire et surtout la médecine navale ont tant de peine à se recruter, c'est que la situation faite aux médecins est absolument au-dessous de ce qu'elle devrait être. Tourner cette difficulté en se montrant facile sur la somme de connaissances exigées des médecins, confier sans contrôle possible la vie des marins à des étudiants de troisième année, abolir, comme on se propose, dit-on, de le faire, la nécessité du doctorat pour les médecins de deuxième classe, c'est opposer à un mal déjà grand un remède plus funeste encore ; c'est, je ne crains pas de le dire, ne pas avoir pour la vie de nos marins le respect que mérite la vie humaine. Si la médecine navale a de la peine à se recruter, ce n'est pas en abaissant le niveau des garanties que doivent présenter les médecins, qu'il faut assurer le recrutement du service de santé maritime. Ce n'est donc pas en échange d'autant de trimestres de service faits comme médecin auxiliaire, mais dans des conditions telles que ces médecins ne peuvent voir de malades ; c'est en échange d'autant de trimestres passés *dans les hôpitaux de la marine*, ou *dans les écoles de médecine navale*, que les inscriptions équivalentes devraient être données. La loi demande pour arriver au doctorat quatre années d'études et non quatre années d'un service quelconque. L'erreur est à peu près la même que si l'on accordait aux volontaires d'un an quatre inscriptions en échange d'une année passée comme soldat dans un régiment.

Répartition des études et des examens. — En Autriche, en Russie, les études se divisent en deux périodes distinctes. A la fin de la deuxième année l'élève passe ses examens de sciences préparatoires à l'étude de la médecine ; puis, ce n'est qu'à la fin de la cinquième année qu'il subit les examens de médecine proprement dite. Cette répartition paraît supérieure à l'organisation italienne qui espace les examens d'année en année, ou à l'organisation française qui force l'élève à revenir à la fin de ses études médicales à la préparation des examens en chimie, physique et histoire naturelle. Quant à l'examen d'État allemand, il ne porte que sur les parties de la science en rapport avec l'anatomie, la physiologie ou la médecine proprement dite.

Composition et fonctionnement des jurys d'examen. — En Prusse, en Angleterre, en Bavière, en Autriche, en Hollande, les professeurs ne sont pas seuls chargés des examens. Il entre dans la composition des jurys un certain nombre de médecins, qui, sans appartenir au corps enseignant, sont par leurs études, leurs travaux, leurs fonctions, capables de remplir les devoirs de juge. Cette mesure a pour avantage de ne pas faire perdre sans utilité un temps précieux aux professeurs; de contrôler en quelque sorte l'enseignement des facultés et d'unifier, par l'introduction d'un personnel étranger et variable, la sévérité des jurys d'examens.

Ce qui doit surtout appeler l'attention la plus sérieuse est la manière dont se passent les examens pratiques en Autriche, en Prusse, en Russie. On ne saurait comparer l'épreuve si souvent illusoire du cinquième examen français, à ces épreuves cliniques durant sept jours au moins pour chaque matière et consistant, non-seulement à examiner un malade, mais à suivre pendant une semaine deux malades, à proposer chaque jour le traitement ; en chirurgie à faire les pansements; en obstétrique à pratiquer un accouchement, et à tenir note jour par jour des phénomènes observés.

Ajournement aux examens. — On peut dire qu'en France un élève, quelque ignorant qu'il soit, peut avec de la persévérance, tantôt en fatiguant la patience des juges, tantôt en surprenant leur indulgence, d'autres fois en excitant leur commisération, arriver à obtenir le grade de docteur.

Le dossier suivant n'est pas le seul de ce genre que renferme les archives de la Faculté.

C. Scipion, né le 23 juillet 1840 à..... (Algérie).

Dispensé du baccalauréat ès lettres, par décision ministérielle du 18 octobre 1862.

Bachelier ès sciences le 9 avril 1862, à Aix.

1er et 2e examens de fin d'année à Alger.

11e et 12e inscriptions accordées par décision ministérielle.

3e examen de fin d'année à Paris, 22 décembre 1865 — *passable*.

1er examen.....	19 mars 1867.....	refusé.
	3 juillet 1868....	id.
	15 janvier 1868....	id.
	5 juin 1868......	*passable*.
2e examen......	5 janvier 1869...	refusé.
	24 avril 1869.....	id.
	11 février 1870...	id.
	29 juillet 1870...	*passable*.

3e examen......	21 avril 1871....	refusé.
	15 décembre 1871	id.
	15 mars 1872....	*passable.*
4e examen......	8 mai 1872.....	passable.
5e examen......	31 juillet 1872...	refusé.
	28 février 1872...	id.
	16 juin 1872....	*passable.*

Ainsi, après dix refus aux examens, cet élève pouvait enfin aborder à l'examen de la thèse, lequel le plus souvent n'est qu'une formalité coûteuse pour le candidat. Or, en Prusse, en Autriche, en Bavière, au Brésil, en Russie, non-seulement il n'aurait pu dépasser le premier examen puisque l'on est ajourné avec la note *passable*; mais il aurait dû abandonner, *heureusement pour ses futurs clients*, la carrière médicale.

En Russie, l'élève refusé deux fois à une épreuve doit repasser tous ses examens même ceux auxquels il avait satisfait. En Autriche, en Bavière, au Brésil, en Prusse, le candidat refusé deux fois ne peut plus se représenter à l'examen sans une autorisation spéciale, soit des professeurs, soit du gouvernement; s'il est refusé une troisième fois, *la carrière médicale lui est à toujours fermée.*

Missions scientifiques à l'étranger. — En Russie, en Prusse, en Belgique, en Italie, les lauréats des facultés, les jeunes docteurs ou agrégés les plus distingués sont envoyés à l'étranger, en général pendant deux ans, pour y compléter leur instruction. Il est à peine besoin de faire ressortir les avantages de cette mesure. La France entretient à grands frais des écoles à Athènes et à Rome; il serait urgent de faire pour l'art médical ce qu'on croit devoir faire pour les beaux-arts. S'il est bon de chercher à embellir la vie de quelques-uns par la contemplation ou l'audition des chefs-d'œuvre de l'art; il est nécessaire de se préoccuper de sauvegarder, le mieux possible, la vie de tous.

RECRUTEMENT DU PERSONNEL ENSEIGNANT. MÉDECINE SCIENTIFIQUE.

La nécessité de mettre le nombre des médecins en relation avec les besoins de la population, oblige à abaisser le plus possible les obstacles capables d'empêcher beaucoup de jeunes gens de poursuivre la carrière de la médecine. Ce qu'il faut s'attacher à faire, ce sont des praticiens instruits et non des savants, puisqu'il est impossible, dans notre organisation sociale, de songer à réunir ces deux caractères dans la généralité des médecins. Or, si l'on veut borner la durée des études à quatre années (et dans mon opinion cinq années au moins sont nécessaires), il faut que l'enseignement soit essentiellement pratique, qu'il ait pour but de préparer l'élève à l'étude de la clinique, en lui donnant en anatomie, en physiologie, en histologie et en sciences physiques et chimiques les notions auxquelles il aura recours au lit du malade; puis après l'avoir initié à la théorie lui donner à l'hôpital cette forte éducation clinique, sans laquelle il ne saurait y avoir de bons médecins.

Mais, il est évident que si cet enseignement était dirigé partout vers la pratique seule, on arriverait bien vite à voir baisser le niveau scientifique non-seulement chez les élèves, mais aussi chez les professeurs. Le devoir de l'État ne se borne pas seulement à mettre à la disposition des malades un nombre suffisant de praticiens instruits; il faut encore que le recrutement d'un personnel enseignant capable soit assuré; il faut enfin que le niveau scientifique ne soit pas exposé à s'abaisser au-dessous de ce qu'il est à l'étranger. Pour atteindre ce but et éviter ce danger, il faut qu'il y ait dans le pays une école au moins, dans laquelle l'élite des professeurs et des savants puisse faire ce qu'on appelle du haut enseignement et former des médecins joignant à une haute connaissance pratique, les notions purement scientifiques dont la possession n'est pas indispensable au médecin praticien; il faut que l'on puisse faire quelque part pour la médecine, ce que l'on fait si brillamment pour les sciences à la Sorbonne, au Collége de France, au Muséum. A côté de chaires d'enseignement professionnel, Paris doit posséder des chaires d'instruction scientifique, d'enseignement supérieur. Qui eût voulu forcer Longet à faire en deux ans toute la physiologie; Malgaigne toute la médecine opératoire; Bouillaud, Rostan, Andral, Chomel, Trousseau, Nélaton, Velpeau, toute la pathologie médicale ou chirurgicale? n'eût-ce pas été sinon annihiler, du moins amoindrir les immenses services qu'ils ont rendus à l'enseignement et à la science? Il faut donc que Paris, qui possédera toujours les hommes qui pourraient les remplir dignement, conserve toujours ou acquière des chaires d'enseignement *supérieur*, à côté des chaires d'enseignement *professionnel*. La confusion des deux ordres d'enseignement sacrifie forcément ou les intérêts de la science ou ceux de l'élève.

Il faut supprimer à l'avenir les officiers de santé, médecins insuffisants, et à côté d'un corps médical composé de praticiens ayant, *tous*, les qualités requises pour soigner un malade, créer, pour remplir les situations exceptionnelles, un état-major médical joignant aux connaissances nécessaires à tous, les connaissances qu'exigent certaines fonctions. Il faut qu'il y ait à Paris une faculté pour convertir des élèves en médecins et praticiens; mais il faut aussi un corps enseignant supérieur pour donner à quelques uns des élèves sortis des facultés le supplément d'instruction que recherchent ceux qui se destinent à la science en même temps qu'à la pratique, à l'enseignement en même temps qu'à l'exercice de la profession ; à ceux enfin qui, outre le minimum d'instruction professionnelle que l'État doit exiger de tous ceux auxquels il confie le titre légal à l'exercice, veulent acquérir un degré plus élevé d'instruction scientifique.

Il faudrait donc qu'à côté des agrégés chargés de l'enseignement des futurs praticiens, il y eut, à Paris au moins, une école supérieure constituée par les professeurs actuels, devenant libres de se livrer à un enseignement en rapport avec leur savoir et leur expérience. Entrés dans cette sorte d'école normale de la médecine, les médecins déjà en possession du titre légal pourraient, après deux ou trois années d'études théoriques et pratiques, subir des examens spéciaux, qui leur donneraient le titre de *docteur-régent*, de *docteur ès sciences médicales* ou toute autre dénomination, et nul ne devrait pouvoir être professeur dans une faculté ou dans une école de médecine de l'État, municipale ou libre, nul ne devrait pouvoir être médecin des épidémies, médecin sanitaire, expert devant les tribunaux, médecin ou chirurgien en chef d'un grand hôpital, médecin ou chirurgien des hôpitaux de Paris, sans posséder ce titre scientifique (1). L'empire d'Allemagne, la Russie, et dans une certaine mesure le Danemark, demandent à l'élite de leurs médecins des connaissances scientifiques assez élevées, constatées par des examens spéciaux, et ceux-là seuls qui ont pu les subir avec succès, peuvent (comme le Kreis-Physikus) aspirer aux fonctions médicales officielles d'ordre supérieur, et comme le docteur russe, arriver au professorat, à une chéferie médicale ou chirurgicale dans un grand hôpital.

Toutes ces mesures adoptées à l'étranger ne peuvent, quelle que soit leur valeur, être purement et simplement introduites dans notre organisation. J'ai voulu montrer le but à atteindre, les moyens à employer, mais ces moyens doivent être modifiés pour qu'ils puissent s'adapter à l'esprit de nos institutions. L'enseignement et la pratique de la médecine varient notablement de pays à pays, et je crois utile de retracer, en terminant, les traits principaux qui me paraissent différencier l'organisation médicale en Allemagne et en France, à Berlin, à Vienne et à Paris.

A Paris, l'éducation médicale des élèves ne se fait pas seulement à la faculté et dans les services de clinique qui en dépendent. Une administration puissante centralise la gestion de seize hôpitaux contenant 7663 lits, et de douze hospices ou maisons de retraite en renfermant 11 692, ce qui donne un total de 19 355 lits, représentant un mouve-

(1) J'ai été heureux de voir cette création proposée par moi en 1866, dans mes lettres sur l'enseignement et sur la pratique de la médecine, adoptée par le rapport de M. Bert.

ment de près de 100 000 malades ou infirmes. Elle confie le soin des malades reçus dans les hôpitaux à 67 médecins et à 27 chirurgiens dont chacun a la responsabilité et la direction médicale de son service. Il faut ajouter à ce personnel 15 médecins et 5 chirurgiens attachés au service du bureau central.

Arrivés à cette situation par des concours dans lesquels ils ont dû faire preuve de connaissances scientifiques et cliniques élevées, ces médecins, aux prises avec les difficultés journalières de la pratique, deviennent, forcément et peu à peu, bien plutôt des cliniciens que des hommes de cabinet et de laboratoire, sans qu'on puisse pour cela les accuser de ne pas se tenir au courant de la marche incessante de la science. Mais, si un assez grand nombre de jeunes médecins se livrent, dans la première partie de leur carrière, à des travaux scientifiques dans le but de parvenir à la situation de médecin ou de chirurgien d'hôpital, il n'en est qu'un petit nombre, si même il en existe, qui aient pour principal et encore moins pour unique objectif la carrière de l'enseignement. Cette carrière n'existe pas même en France pour la médecine, car on ne saurait vivre avec les dix-huit cents francs environ que donne à Paris la place de professeur agrégé et en province celle de professeur d'une école secondaire. A Paris, on ne peut compter sur le professorat à la Faculté en raison du petit nombre des élus, et l'on n'arrive guère à cette situation qu'à quarante-cinq ans au plus tôt. En province, la place de professeur dans une école secondaire n'est enviable que pour les médecins livrés, dans la ville même, à la clientèle, et ceux-ci, comme ne le prouve que trop la rareté des travaux scientifiques émanés des professeurs des écoles secondaires, ne font entrer que très-accessoirement dans leurs préoccupations le culte, fort peu rémunéré, de la science. On ne peut donc vivre en France de l'enseignement de la médecine et l'on est d'autant plus forcé de se préoccuper de la clientèle civile, que l'organisation officielle, en ne rétribuant à leur valeur ni les places de médecin d'hôpital, ni celles de professeur, reconnaît et même impose la nécessité d'ajouter aux fonctions médicales officielles la pratique professionnelle qui seule peut donner au médecin et au professeur les moyens d'élever sa famille (1).

(1) Il est regrettable de voir ériger en principe ce qui n'est que le résultat d'une mauvaise organisation. M. Bert, en déposant un amendement au projet de budget de 1875, par lequel il propose de n'élever les appointements que de onze professeurs, détournés, par la spécialité de leurs études, de la pratique de la profession, semble vouloir faire constater législativement qu'à l'avenir les autres auront le droit légal de négliger leurs devoirs de professeur. On ne saurait protester trop vivement contre une pareille doctrine, et je mets au défi M. Bert de citer un seul professeur de la Faculté de médecine de Paris qui ait un seul jour abandonné son cours pour sa clientèle.

En Allemagne, en Autriche, l'organisation des hôpitaux comme celle de l'enseignement est toute autre. Vienne possède trois grands hôpitaux renfermant 3716 lits ; mais le plus important, l'*Allgemein Krankenhaus*, qui contient 2056 lits, est surtout consacré à l'enseignement, et la direction de la plupart des services appartient à des membres du corps enseignant. A Berlin, les hôpitaux de *Bethanian, Catholique, Elisabeth, Lazare, Auguste, Juif, Français*, des *Enfants malades*, ne sont pas organisés comme ceux de Paris, au point de vue du recrutement du corps médical ; ils sont, du reste, d'une importance fort secondaire, à l'exception de l'hôpital de Bethanian. La Charité, le plus important de tous, est surtout un hôpital consacré à l'enseignement, et dont les chefs de service sont pour la plupart des professeurs.

A Saint-Pétersbourg, presque tous les grands hôpitaux civils, relèvent de la couronne et sont sous la direction de la quatrième section de la chancellerie impériale ; on n'y arrive pas par le concours. Le magnifique établissement qu'on appelle l'Académie médico-chirurgicale est, comme l'Hôpital-Général de Vienne et la Charité de Berlin, un vaste hôpital consacré à l'enseignement. Il n'y a donc pas, ni en Autriche, ni en Prusse, ni en Russie, de carrière analogue à celle que nous appelons à Paris : la carrière des hôpitaux. Le jeune médecin qui désire faire quelque chose de mieux que de la clientèle professionnelle n'a d'autre voie ouverte que celle de l'enseignement. Il s'y porte d'autant plus facilement qu'en Allemagne, je ne saurais trop le répéter, l'enseignement médical, grâce à la rétribution que paient les élèves pour les leçons qu'ils reçoivent, est une carrière.

L'enseignement permet au *Privat-docent* de vivre et d'attendre le moment, où, par son travail, il aura pu arriver au titre de professeur dans une faculté de second ordre. Mais sur quoi peut se porter l'activité du *Privat-docent ?* Elle ne peut se porter sur la clinique, car il n'est pas chargé en chef d'un service, comme l'est à Paris, à la même époque de la vie, un médecin d'hôpital. Cette activité se porte dès lors sur les travaux de cabinet, de laboratoire, et lorsqu'on observe le tableau de la vie paisible qu'on mène dans les petites villes d'Allemagne, on comprend facilement pourquoi le médecin français est surtout un clinicien, pourquoi le médecin allemand, *à l'exception des professeurs de clinique et des rares élus chargés d'un service hospitalier*, est surtout un érudit et un savant. A chacun ses aptitudes, cherchons à progresser dans la voie de l'expérimentation, de l'érudition bibliographique, mais n'oublions pas que sous ce rapport nous aurons peine à égaler l'Allemagne et n'allons pas, en voulant violenter nos aptitudes, cultiver l'expérimentation aux dépens de l'expérience clinique, abandonner l'hôpital pour le laboratoire, car nous compromettrions cette qualité qui fait notre supériorité incontestable : celle d'être plus que tous les autres des observateurs exacts, des praticiens expérimentés (1).

Je ne crois pas me laisser aveugler par un amour-propre national exagéré en disant qu'il y a à Paris un état-major médical qui, par son nombre et sa valeur, est sans rival dans le monde. Mais à qui est dû la constitution de cet état-major? devons-nous en reporter uniquement l'honneur à l'organisation et au fonctionnement de notre enseignement universitaire ? Je ne le crois pas. L'existence du concours d'agrégation y entre pour une certaine part; mais une part extrêmement importante appartient à l'organisation de nos hôpitaux, de notre assistance publique, de nos concours pour le bureau central, et je crois pouvoir résumer ainsi cette comparaison entre la France, la Prusse et l'Autriche en disant : quelle que soit la carrière qu'il ait embrassée, l'homme y cherche la considération et l'aisance, à défaut de la fortune. En France, où la science ne saurait nourrir personne, l'enseignement ne saurait être une carrière puisqu'il ne fournit de ressources pécuniaires suffisantes à une vie modeste que pour les rares élus arrivant à quarante ou cinquante ans au professorat dans une faculté. Le but de tout jeune médecin amoureux du travail et de la science est d'arriver aux hôpitaux, car c'est surtout ainsi qu'il pourra faire de la médecine scientifique tout en acquérant par la clientèle une situation exceptionnellement honorable. Placé de bonne heure à la tête d'un service, il devient presque forcément (puisqu'il s'agit d'un personnel d'élite recruté par le concours) un clinicien habile.

En Prusse, en Autriche, la carrière des hôpitaux n'existe pas, ou tout au moins elle est distincte de la carrière scientifique. Le jeune médecin qui désire arriver à une situation élevée, se consacre à l'enseignement, parce que c'est là surtout qu'il trouvera des ressources

(1) Il se fait en ce moment, à cet égard, une réaction qui me paraît dangereuse ; non pas que je trouve fâcheux de voir créer des laboratoires de chimie biologique, de chimie pathologique, d'histologie normale et pathologique, mais parce qu'on semble négliger des études réellement pratiques et professionnelles, nécessaires entre toutes au lit du malade. On dépense 91 000 fr. pour faire un laboratoire à la Charité, mais, professeur d'opérations et appareils, je n'ai pas même un cabinet où je puisse aller répéter ou étudier sur le cadavre une opération, réunir les instruments et le matériel nécessaires à mon enseignement. On a créé à l'École un laboratoire de chimie biologique, mais on ne donne pas aux élèves les moyens d'étudier comment on fait une opération chirurgicale, ce qui, dans la pratique professionnelle, leur sera bien autrement nécessaire que toutes les analyses chimiques. Je suis chargé d'un enseignement, mais je suis privé de tout moyen d'étudier et d'enseigner. L'Assemblée nationale en accordant cette année, à la demande du rapporteur M. Bardoux, un crédit de 2000 fr., affecté à la chaire de médecine opératoire, aidera, je l'espère, si ce crédit est continué chaque année, à changer un peu ce fâcheux état des choses.

pécuniaires, d'abord comme *Privat-docent*, plus tard et d'assez bonne heure comme professeur dans les universités secondaires. Mais, n'ayant pas sous sa direction immédiate un service d'hôpital, il n'a pour théâtre de son activité que la bibliothèque et le laboratoire, aussi est-il très-fréquemment amené pour se faire une clientèle d'auditeurs à spécialiser son enseignement et ses études dans une partie plus ou moins restreinte de la science. C'est là pour moi ce qui explique pourquoi l'Allemagne publie un si grand nombre de travaux de bibliographie, d'expérimentation scientifique et de science spécialisée. Au même âge de la vie et avec une somme de travail au moins égale, pour ne pas dire supérieure, le médecin des hôpitaux de Paris a acquis en médecine l'expérience clinique, alors que le *Privat-docent* où le médecin allemand ne peut encore cultiver que la médecine expérimentale, sur les animaux de son laboratoire.

Il y a donc en France un haut état-major médical et chirurgical représenté par les médecins et chirurgiens des hôpitaux de Paris, qui ne se retrouve nulle part au monde excepté peut-être, mais avec moins de valeur et d'importance, dans les hôpitaux de Londres dont l'organisation, sauf la centralisation administrative remplacée par une autonomie complète, a quelque analogie avec les nôtres.

Ce n'est pas tout encore. Chaque année, quarante élèves en moyenne arrivent, également par le concours, à l'internat des hôpitaux de Paris. Après quatre ans d'études pratiques sérieuses, d'autant plus profitables qu'elles sont fécondées par une excellente instruction théorique préalable, ils vont sur tous les points de la France se consacrer à l'exercice de la profession et forment, au milieu du corps médical français, un corps d'élite qu'on peut dire également sans rival au monde. En effet, si en Allemagne et en Russie, l'assistant a en général une instruction théorique et pratique plus élevée que celle de nos internes, ils sont beaucoup moins nombreux, représentent surtout nos chefs de clinique, et sont pour la plupart de jeunes médecins se destinant à la carrière de l'enseignement.

Mais, si nous retranchons du corps médical ceux qui doivent leur instruction à l'organisation de nos hôpitaux de Paris, si nous portons nos regards seulement sur ceux qui n'ont fait leurs études que dans nos facultés, qui n'ont pas été et n'ont pas cherché à être internes des hôpitaux de Paris, qui ont été seulement stagiaires et qui n'ont fait que suivre l'enseignement de la Faculté, à l'exclusion souvent des cliniques, puisque le stage les retenait à l'heure des cliniques dans des services hospitaliers ne dépendant pas de la Faculté, j'ai le regret de dire que ceux là ont presque toujours une instruction scientifique et pratique insuffisante. Cette insuffisance se comprend d'autant mieux que presque tous les élèves laborieux étant, à tout le moins, externes des hôpitaux, le fait même de n'avoir pas cherché à être attaché officiellement à un service hospitalier est une preuve de peu d'ardeur pour l'étude, de peu de zèle pour l'instruction clinique.

Après avoir étudié les institutions médicales en France et à l'étranger dans leur organisation, leur fonctionnement et leurs résultats, je crois pouvoir résumer ainsi mon opinion personnelle sur les réformes à effectuer.

Puisque par le manque, quelquefois absolu, des ressources mises à notre disposition pour l'instruction de nos élèves, par l'organisation défectueuse de notre enseignement médical et de nos examens, un trop grand nombre de nos docteurs présentent une instruction à peine suffisante, réformons les lois qui président à la constitution et au fonctionnement de nos facultés ; prenons à l'Allemagne (qui n'a pas pour elle l'organisation de nos hôpitaux) l'excellente organisation de son enseignement universitaire, de ses examens d'État avec ses épreuves pratiques sérieuses imposées aux candidats au titre légal; prenons-lui surtout le respect qui entoure les hommes qui se consacrent au culte de la science, l'intérêt que tous, citoyens et gouvernants, portent aux progrès de l'instruction publique ; cessons de faire de l'enseignement supérieur une des formes de l'impôt, et ce ne sera plus alors, comme nous le sommes aujourd'hui, par la valeur et le nombre de nos médecins d'élites, ce sera par la généralité de nos médecins (parmi lesquels nous comptons malheureusement aujourd'hui plus de 4000 officiers de santé) que nous serons supérieurs au corps médical du monde entier.

Mais si nous voulons arriver à ce résultat qui importe non pas seulement à l'honneur de la France, mais aussi à la sécurité des citoyens, sachons profiter de l'expérience acquise par les hommes compétents, par l'étude sérieuse des progrès réalisés au delà de nos frontières et ne livrons rien au hasard. Pour ma part, tout en rendant justice aux travaux émanant des commissions parlementaires, et en particulier au rapport de M. P. Bert, travail fort instructif et remarquable dans son ensemble bien que j'ai dû le combattre dans quelques-unes de ses parties, je considérerais comme une faute grave de persévérer dans la voie qui a abouti jadis à la création de la Faculté de Nancy, et qui conduirait aujourd'hui à compromettre l'avenir par la création hative et prématurée de nouvelles facultés. Je crois avec la commission qu'il faut augmenter en France les écoles où l'on puisse acquérir une instruction médicale *sérieuse*, et par conséquent abandonner le système aujourd'hui jugé d'écoles secondaires, beaucoup trop multipliées pour y substituer quelques écoles de plein exercice. Mais tout cela ne peut se faire utilement sans qu'on apporte à l'état de choses actuel des changements considérables. Or, avant de créer de nouvelles facultés, il est important de décider tout d'abord quel sera le nombre et le rôle des écoles et des facultés dans la nouvelle organisation. La loi sur l'enseignement et la pratique de la médecine doit donc précéder la loi dont M. Bert est le rapporteur, et si cette loi était adoptée telle qu'elle est, c'est-à-dire en laissant à cinq facultés le pouvoir de faire cinq variétés de docteurs en médecine ayant tous les mêmes droits à la pratique légale, bien que pouvant avoir un degré très-différent d'instruction médicale, ce serait décréter l'abaissement de la profession médicale en France, ce serait compromettre gravement la santé des citoyens. Il est impossible d'établir une comparaison entre les diplômes très-divers que donnent, avec peu d'inconvénients, de nombreuses facultés de droit, de lettres et de sciences, et le droit redoutable, mais légal, de vie ou de mort que confère à un médecin le diplôme de docteur en médecine, et malheureusement aussi celui d'officier de santé.

Pour moi, si j'avais l'honneur d'appartenir à l'Assemblée nationale, je proposerais à la loi, dont M. Bert est le rapporteur, l'amendement suivant :

La faculté de Montpellier est transférée à Bordeaux.

Il est créé à Lyon une faculté de médecine. Les professeurs de l'ancienne faculté de Strasbourg, actuellement professeurs à la faculté de Nancy, sont de droit professeurs à la faculté créée à Lyon. La faculté de Nancy est supprimée.

Ou bien, si cette mesure paraissait trop radicale, je me bornerais à proposer cet autre amendement.

Les nouvelles facultés créées à Lyon et à Bordeaux n'auront le droit de faire subir les examens du doctorat et de conférer le diplôme de docteur en médecine qu'après la promulgation des lois ou règlements destinés à réorganiser l'enseignement et la pratique de la médecine en France.

Quelle serait cette réorganisation ? Elle aurait pour base les dispositions suivantes :

Tout ce qui appartient à l'enseignement et à la pratique de la médecine et de la pharmacie civiles est placé dans les attributions du ministère de l'instruction publique.

Il est créé au ministère de l'instruction publique une direction spéciale dite : direction des affaires médicales.

Il est également créé auprès du même ministère une commission consultative des affaires médicales. Cette commission, présidée par le ministre ou à son défaut par le directeur des affaires médicales, se compose de onze membres :

1° Quatre membres de droit : Le directeur des affaires médicales ; — l'inspecteur général des écoles de médecine ; — le président du conseil de santé des armées de terre ; — le président du conseil de santé de la marine.

2° Trois membres nommés directement par le ministre.

3° Quatre membres élus : — A. par l'Académie de médecine; — B. par les professeurs des écoles de médecine de l'État ; — C. par l'association générale des médecins de France; — D. par les professeurs des écoles de pharmacie.

Cette commission a dans ses attributions la présentation au ministre des projets en rapport avec l'enseignement et la pratique de la médecine; les propositions de nomination des membres du jury pour l'examen d'État. *Elle remplit de plus à l'égard des médecins le rôle que remplit à l'égard des avocats le conseil de l'ordre; elle peut citer devant elle les médecins lui paraissant avoir manqué à l'honneur ou aux devoirs professionnels ; elle peut dans les cas graves et après débats contradictoires priver du droit de pratique ceux qui lui ont paru indignes d'exercer la profession médicale. Le médecin condamné peut faire appel devant le Conseil d'État. En aucun cas, les opinions politiques ou l'adoption d'une théorie médicale ne peuvent être cause de citation devant la commission.*

Sur la proposition de la commission, le ministre nomme dans chaque département un médecin départemental chargé de la direction du service médical en ce qui concerne les épidémies, la médecine légale, l'hygiène publique. Ce médecin doit en outre adresser tous les six mois au moins un rapport sur l'état de l'enseignement, de la pratique et des progrès de la médecine dans le département.

Pour être nommé médecin départemental, il faut posséder le diplôme de docteur ès sciences médicales.

Il est créé auprès du ministère de l'instruction publique une commission consultative chargée spécialement de tout ce qui concerne l'enseignement et la pratique de la pharmacie.

Il est créé cinq écoles de médecine à Paris, Lyon, Bordeaux, Lille et Nantes. Ces écoles, ayant pour mission *l'instruction professionnelle*, sont entretenues par l'État et fonctionnent sous l'autorité du ministre de l'instruction publique. Elles délivrent, après examens, le diplôme de licencié en médecine. Les villes, les associations privées peuvent constituer des écoles de médecine donnant également après examens le diplôme de licencié en médecine.

Ces écoles libres sont placées, pour ce qui concerne l'exécution des programmes d'enseignement et le fonctionnement des examens, sous la surveillance et l'autorité du ministre de l'instruction publique. Ces écoles libres ne peuvent être instituées que si elles remplissent les conditions suivantes :

1° Les professeurs de chaires de médecine et de chirurgie théoriques et cliniques, de médecine opératoire, de thérapeutique médicale et chirurgicale, d'anatomie et de physiologie normales ou pathologiques doivent avoir le diplôme de docteurs ès sciences médicales.

2° 200 lits au moins d'hôpital seront affectés à l'enseignement de la clinique. Ne sont pas compris dans ce chiffre les lits destinés aux vieillards, infirmes, aliénés, orphelins, enfants trouvés ou assistés.

Le diplôme de licencié en médecine ne donne pas droit à la pratique de la médecine.

Le droit de pratiquer la médecine en France n'est accordé qu'aux médecins possédant le diplôme de docteur en médecine. Ce diplôme est donné après examens spéciaux, dits examens d'État, par des jurys spéciaux, dits jurys d'État.

Ces jurys pouvant être composés de professeurs des écoles de l'État, de professeurs des écoles libres et de médecins n'appartenant pas à l'enseignement, sont nommés à chaque session par le ministre de l'instruction publique. Ils sont présidés par un membre de l'Académie de médecine nommé par le ministre de l'instruction publique.

Il y a deux sessions par an, l'une en avril, l'autre en août.

Les jurys d'État siégent à Paris, Lyon, Bordeaux, Lille, et Nantes, mais Bordeaux et Nantes, Lyon et Lille n'ont alternativement qu'une session par an, en avril pour Lille et Nantes, en août pour Bordeaux et Lyon.

Sont admis à se présenter à l'examen d'État tous les licenciés en médecine d'une école de médecine française (libre ou de l'État). Sont admis également à se présenter à l'examen d'État les médecins étrangers munis du diplôme donnant droit à l'exercice légal dans leur propre pays, et en ayant reçu l'autorisation du ministre de l'instruction publique.

Le diplôme d'officier de santé ne sera plus délivré.

Pour être admis à faire ses études médicales, il faut posséder le diplôme de bachelier ès lettres. Cependant les élèves non munis de ce diplôme pourront obtenir leur inscription comme étudiants en médecine après avoir subi avec succès un examen passé au mois de novembre de chaque année au siége d'une des cinq écoles de l'État.

Les élèves reçus à cet examen pourront se faire inscrire dans toutes les écoles de médecine françaises.

Chaque année la liste des élèves inscrits dans toutes ces écoles est transmise au ministre de l'instruction publique; la constatation des cinq années exigées pour l'étude de la médecine résulte de cette immatriculation.

La Faculté de médecine de Paris est chargée de l'enseignement supérieur et scientifique de la médecine. Par la participation de ses agrégés à l'enseignement et par ses professeurs elle constitue une école de plein exercice et une faculté des sciences médicales.

Pour être admis à la Faculté comme élève de l'école supérieure, il faut posséder le diplôme d'État de docteur en médecine.

La durée des études est de deux années au moins.

A l'expiration de ces deux années la Faculté délivre, après des examens spéciaux, le diplôme de docteur ès sciences médicales.

Nul ne peut être professeur d'une école de médecine de l'État ou libre, médecin expert auprès des tribunaux, médecin des épidémies, ou chargé au nom de l'État de fonctions médicales d'ordre supérieur, sans posséder le diplôme de docteur ès sciences médicales.

Ce qu'il faut avant tout, c'est que la loi de l'an XI, loi aujourd'hui incompatible avec une bonne organisation de la médecine, soit abrogée par nos législateurs; mais il ne faut pas qu'une autre loi la remplace. Si les suffrages des citoyens donnent l'autorité législative, le droit de faire des lois, ils ne sauraient donner la compétence technique, surtout lorsqu'il s'agit d'une science comme la médecine. Peu de docteurs en médecine sont même aptes à résoudre des questions d'enseignement, dont la pratique du professorat peut seule faire apprécier les difficultés et la portée. En Autriche, en Prusse, en Russie, ce sont des ordonnances, des règlements d'administration publique qui ont institué l'état de choses actuel et réalisé d'incontestables progrès. Mais, le soin de rédiger ces règlements a été confié à des commissions spéciales, composées d'hommes *réellement* compétents sur les choses de la médecine et de l'enseignement, c'est-à-dire de médecins exerçant ou professant la médecine. Puisse cet exemple être suivi en France, puissions-nous comprendre enfin qu'on ne sait que ce qu'on a étudié, que sans une bonne organisation de l'enseignement, des études et de la profession, le savant, le professeur, le médecin, usent leur vie sans profit pour la science, pour l'humanité, pour le pays!

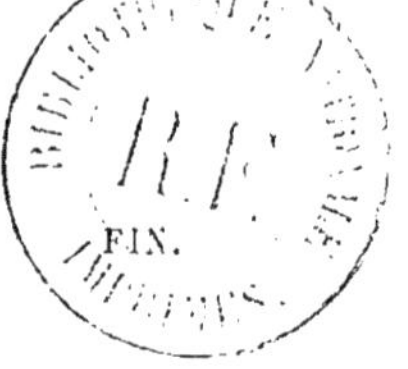

FIN.

PARIS. — IMPRIMERIE DE E. MARTINET, RUE MIGNON, 2

www.ingramcontent.com/pod-product-compliance
Ingram Content Group UK Ltd.
Pitfield, Milton Keynes, MK11 3LW, UK
UKHW020155200726
13856UKWH00003B/1012